JN116983

糖尿病医の
とうにょうびょう日記

ゆるゆる楽しい糖尿病ライフのための
教科書に載ってない 30 のこと

田中　慧：おだQ

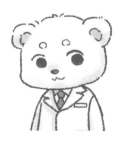

はじめに

大それた言い方のようですが、糖尿病は遺伝病といってもよい病気です。

そもそも、同じ食生活をしていても、糖尿病になる人と、ならない人がいるのはなぜでしょうか？
「糖尿病の自分よりも、もっと非健康的な生活をしているあの人は、なぜ糖尿病にならないんだろう...　？」

答えは「遺伝子」です。言い換えれば、体質です。

たとえば2型糖尿病の場合は、もともと、「遺伝的に糖尿病になりやすい方」が、加齢、生活習慣が崩れたり肥満、運動不足、ストレス、たばこなどの環境因子を原因として発症します。1型糖尿病も、HLAなど20種類弱の遺伝子が発症に関与していると考えられています。

そのため、どんなに気をつけても糖尿病を発症することもあれば、糖尿病になりやすい体質でも、環境によっては発症しないことがあります。

ぼくは10歳の時に2型糖尿病と診断され、のちに遺伝子診断で実はMODY3（家族性若年糖尿病）であったことがわかった糖尿病患者であり、糖尿病の方を診療する糖尿病専門医でもあります。
日々診療の中、医師・患者目線から糖尿病のことについてお話します。書くことができればと、患者さんは勿論のこと、糖尿病の診療に関係する医療者にもお伝えできそうなことも書いてみました。よければこの本をご覧いただけますと嬉しいです。

著者記す

Contents

はじめに

第1章　ぼくとMODY

インスリン注射

① ぼくが MODY と診断された話①

ぼくは 10 歳の時に糖尿病と診断されました。若くして発症しているので、糖尿病の知識がある方によく「1 型糖尿病ですか？」と聞かれます。

いいえ、違うんです。
MODY という、あまり知られていない糖尿病なんです。

● MODY って何？

一口で糖尿病と言っても、発症にいたる原因で大きく 4 つに分類されます。「1 型糖尿病」、「2 型糖尿病」、「妊娠糖尿病」、そして遺伝性糖尿病や薬剤などが関係する「その他の糖尿病」があります。

〈糖尿病の種類〉

| 1 型糖尿病 | 2 型糖尿病 | 妊娠糖尿病 |

その他の糖尿病

| 二次性糖尿病 | 遺伝性糖尿病 |
| 薬剤性　ホルモン性
感染症　膵炎
肝硬変　など | MODY
ミトコンドリア糖尿病
など |

MODY（モディー、Maturity Onset Diabetes of the Young）は、日本語で「家族性若年糖尿病」とも言います。簡単に言うと、血糖を下げる「インスリン」の分泌の調節に大事な部分の遺伝子に変化が起きてしまい、生活習慣に関係なく若くして糖尿病を発症してしまう遺伝病です。
遺伝子は父親と母親から 1 つずつ受け継がれますから、両親のどちらかが MODY の遺伝子を持っている場合、半分の確率で子供に遺伝します。

●診断のきっかけは、血糖測定

ぼくの祖父は糖尿病だったみたいです。ぼくが生まれたときには、もう亡くなっていました。60 歳頃に心不全が原因で亡くなったようなので、ちょっと短命ですよね。今考えると、糖尿病が原因だったのではと思います（当時は今と違い、治療薬も少なく、食事・運動療法以外の選択肢も少なかったようです）。

父もまた糖尿病でした。ぼくが物心ついた頃には、父は既に 2 型糖尿病と診断され治療を受けていたと思います。仕事で忙しく、いつも家を空ける事が多かったので、「仕事で無理しすぎたかな〜」と笑っていました。ぼくと違って（笑）几帳面でしたから、毎日毎日、自宅用の血糖測定器を使って血糖を測定し、カレンダーに数値を書くのが日課になっていました。

ぼくが 10 歳のある日、どんな経緯かは忘れましたが「お前も測ってみないか？」と言われ、「面白そうだな」と思い測ってみることにしました。今思えば、この時に測定していなければ、発見がずいぶん遅れてしまったかもしれません。

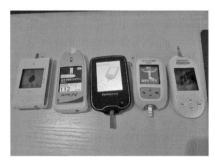

ぼくが発症当時（小学生）に使っていた血糖測定器が出てきました。今のと並べてみると、針の形状が結構違うんだなと分かります。

当時使っていた血糖測定器は、一番左のものよりもう少し前の世代で、小さな電卓くらいの大きさの機械でした。まず、血糖測定器に使い捨ての電極チップを挿し込み、エンピツのようなバネ付きホルダーに針をセットします。そして、ホルダーのボタンを「エイヤ」と押すと、指に針が刺さります（これが当時の針の太さだと結構痛い）。

今の血糖測定器とは違って、針も太く むき出しの構造をしているので、緊張して何度も「やっぱりやめようかな」と思いました。

そうしてゴマ粒くらいの血液を絞り出したら、電極に血液を付けて 15 秒待ったところ、結果は 205 mg/dL。正常の血糖値は 80 〜 125 mg/dL くらいなので、2 倍以上も高い値でした。糖尿病の知識が全く無かった自分でも、「高すぎる」と思う値です。

これはおかしいと思って、何度測っても 200 mg/dL を超えていました。 焦りと混乱とで、もう痛みなんて全く気になりません。

最初は笑っていた父も、次第に険しい表情になっていきました。

これが糖尿病との長い付き合いの始まりでした。

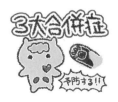

2 ぼくが MODY と診断された話②

血糖測定の翌日、父が通う病院へ受診することに。
最初から糖尿病だと分かっていたため、小児科ではなく糖尿病内科を受診することになりました。とりあえず血液検査と尿検査を受け帰宅。後日、採査の結果を聞きに行ったところ…
HbA1c は 8.0％でした（JDS 値、現在の基準の NGSP に直すと 8.4％相当）。
6.1％を超えると糖尿病型と言われますから、間違いなく糖尿病です。

「きみは糖尿病です」
担当してくれたセンセイから言われましたが、実感がわかず、不思議な気分でした。
「GAD 抗体*という 1 型糖尿病の検査がマイナスです」

「この年齢だと、1 型糖尿病のことが多いのですが、これでは 2 型糖尿病という診断になります。 他の検査もして色々調べたいので、入院しましょう」

＊GAD 抗体：膵島関連自己抗体のひとつで、1 型糖尿病で陽性になることが多い。

成人じゃないのに成人型？？

そういうわけで、学校を休んで、2 週間入院することになりました。
2 型糖尿病の診断ということで、糖尿病のことを学びつつ治療を行う、いわゆる教育入院という形。小児科ではなく糖尿病内科の病棟へ入院したので、周りにはおじさんおばさん、お爺さんお婆さんしかいませんでした。

採血検査は多いし、夜には叫び声が聞こえることもあり気分は最悪。

入院中は、血糖値のコントロールや糖尿病に関する講義の他に、合併症の検査を行われます。

そのなかでも、神経伝導速度検査という検査がとても痛くて一番イヤでした。手足の神経に電気をビリビリ流して反応を見る検査なんですが、体に電気を流すので当然痛い。

幸い結果は正常だったようですが、トラウマになってしまったので、できれば受けたくない検査です。

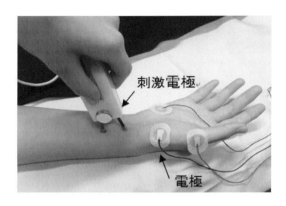

神経伝導速度検査。こちらは腕の写真ですが、糖尿病の検査では下肢で行います。
（神戸市立医療センター中央市民病院のHPより引用）

その後も、いろいろな検査を受けました。
でも、どの検査でも、どう考えても、2型糖尿病としか考えられない結果でした。

当時、MODYのことはあまり知られておりませんでしたし、遺伝子検査に関する情報も全くありませんでした。当時は、2型糖尿病は「成人型糖尿病」や「インスリン非依存型糖尿病（NIDDM）」という名前だったので、成人してないのに成人型？？と大混乱しましたが、インスリンの注射をしなくてもいいと言われたので嬉しかったのを覚えています。

●疑問と矛盾だらけの教育入院

糖尿病で入院しているときは、薬剤を調整して血糖値を調整する以外にも、糖尿病に関係する検査をしたり、糖尿病の知識をつけるのも大事なポイントです。

なぜ糖尿病になるのか？
血糖が高いと、どんな合併症があるのか？
どんな治療薬があるのか？

ビデオや教科書を見て、糖尿病のことを学習します。
でも、その内容は

「いわゆる成人病」
「食べ過ぎや運動不足、肥満が原因になる」
「生活習慣が悪いと発症する」
「お酒やたばこはやめましょう」

という説明で、小学生のぼくには何一つ当てはまらないものでした。

担当の看護師さんに聞いても、子どもの2型糖尿病の経験はないらしく、まともな回答は得られませんでした。
「2型糖尿病、イコール、生活習慣病」という固定観念があったのでしょう。

「もしかして、ぼくは普通の糖尿病ではないのでは？？」

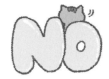

③ ぼくが MODY と診断された話③

●きずついた患者会

10歳で2型糖尿病と診断されたぼくですが、毎日の内服や体調管理に少しずつ慣れてきました。

中学生のとき、通っていた病院に「患者会」の案内があり、なにか分かるかもしれないと思い参加することにしました。

「患者会」とは、同じ病気や障害などの患者体験を持つ人たちが集まり、意見交換をしたり、交流をする友の会のことです。

糖尿病の方は、周りになかなか言い出しづらいこともあり、社会的に孤立しやすい状況にあります。

そこで、同じような悩みを抱える方が集まることで、自分ひとりで治療をしていくよりもモチベーションアップにつながります。

ぼくは10歳発症なので、同じような年齢が集まるヤング糖尿病のためのというグループでした。

当然この、ヤング糖尿病の会は1型糖尿病（当時は IDDM と呼ばれていた）方ばかりでした。当時は（現在でも）、世間では糖尿病イコール生活習慣病という認識でした。特に、生活習慣が関係なく発症する1型糖尿病の方は、2型糖尿病と間違われることはとても嫌なことだと思います。実際、現在においても1型糖尿病の方が生活習慣病と揶揄されることもあり*、こちらは社会的差別（スティグマ）として問題になっています。

*実際には2型糖尿病も遺伝的素因が強く生活習慣が関係ないことも多いため、生活習慣病という呼び方は不適切とされています。

そんなこともあってか、みんな子どもということもあって、2型糖尿病のぼくへの言葉は、なかなか凄まじいものがありました。

「きみは若いのにIDDM（1型糖尿病）じゃなくて、NIDDM（2型糖尿病）なんだね。そんなに生活習慣が悪かったの？」
「運動不足なんじゃない？」
「ジュースいっぱい飲んでた？」
「みんな糖尿病といえば生活習慣病って言ってて、きみのような2型糖尿病と一緒にされるのがすごいイヤなんだよね」

と実際に言われたのはよく覚えています。
他の糖尿病の方がすっかり怖くなってしまい、それ以来患者会には行かなくなり、より孤立感が深まってしまいました。

（ぼくも皆と同じで、糖尿病になりたくてなったわけじゃないのに…）

今のようにインターネットですぐ情報が得られる時代でもありません。そうして、どうして自分が糖尿病になったのか、分からないまま時が経っていきました。

※注：この文章は筆者の実際の経験を記したものであり、特定の病型の方や医療者個人を非難するものではありません。

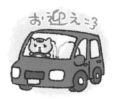

④ ぼくが MODY と診断された話④

● MODY という病気の存在を知った医学生時代

幸い、大きく体調を崩すことはなく、中学、高校を無事卒業することができました。自分のように糖尿病で大変な思いをしている人を治療したいと思い、医学部へ行くことに目標を定め、運良く合格しました。

医学部の図書館には、あらゆる種類の医学書が置いてあります。

当然、糖尿病の医学書も多く、自分のようなタイプの糖尿病について手がかりがないかを調べることにしました。

その当時は、遺伝型糖尿病の分野はほとんど記載がなかったのですが、

「糖尿病には、『1 型糖尿病』、『2 型糖尿病』、『妊娠糖尿病』、『その他の糖尿病』がある」

「血糖の調整に重要な遺伝子が異常をきたし、1 型でも 2 型でもない糖尿病を発症することがある」

「子供のときに発症するので、1 型糖尿病と間違われやすい」

「25 歳より前に発症し、肥満（太っていること）を伴わない」

「遺伝子検査を行い診断する」

という文章を見つけ、これはまさしく、ぼくのことだと思いました。そこで、病院実習のときに、糖尿病科の先生に自分の病気のことを相談してみましたが、はっきりとした結論は出ませんでした。残念ながら、（その当時、あるいは現在も）遺伝型糖尿病に関しては、糖尿病専門医の先生にも十分に知られていないようでした。

MODY の存在を知るという、大きな進展はありましたが、実際どうやって遺伝子検査ができるかわからず、診断は叶いませんでした。

●糖尿病への差別に悩んだ研修医時代

そうこうしているうちに、医学部を卒業しました。しかし、すぐに一人前の医師というわけではありません。

医師国家試験に合格しても、まずは初期研修医として2年間いろいろな診療科をまわり、経験を積む必要があります。その後、自分の進む専門科を決めるのです。

指導医の先生は、自分がどういった科にすすみたいのか、必ず質問してきます。ぼくは、自分が糖尿病になったことがきっかけで医者になったわけですから、「糖尿病内科へ進む予定です」と答えます。

しかし、

「糖尿病患者なんて、よく一生診ようと思うね。キャラ悪い人ばっかりじゃん」

「自己責任であんな病気になるわけだから、別に診なくていいんじゃない？」

と言われることもしばしばありました。

信じられないかもしれませんが、陰で糖尿病の患者さんの悪態をつくスタッフはとても多いです。

こういった糖尿病の方への偏見・差別は「スティグマ」と呼ばれ、大変問題になっています。本来ならば患者さんに寄り添ってあげなければいけない医療者がこうなのですから、医療者でない方は尚更です。 最近では、日本糖尿病学会・日本糖尿病協会が協力し、こういった差別をなくそうという運動がありますが、「糖尿病イコール生活習慣病、自己責任」という考え方が根強いのが現状です。

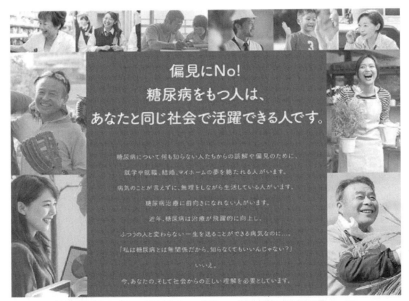

そのような差別的発言は、そのまま自分自身に言われているように思えました。
こんな状況で、まさに自分がその糖尿病であることなんて言えないですよね。
「そうですかねぇ、ハハハ…」
と愛想笑いすることしかできずに、研修医を終えることになりました。

※注：この文章は筆者の実際の経験を記したものであり、特定の病型の方や医療者個人を非難するものではありません。

5 ぼくが MODY と診断された話⑤

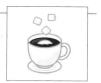

●遺伝子検査のチャンスは突然に

2 年の研修医期間が終わったあとは、いわゆる糖尿病専門医になるために研修病院での経験が必要です。ぼくはもちろん糖尿病専門医になりたかったので、上京し就職することにしました。

研修の日々は結構忙しかったですが、糖尿病の専門医や専門のスタッフは、研修医の時に感じたような差別的な言動は少なく、結構居心地よく感じました。

子どもの時からの主治医から紹介状をもらい、部長先生が主治医になってくれたのですが、2 年ほど経ったとある日、「知り合いの先生が MODY を専門としていて、遺伝子検査をやってくれるかもしれないから話を聞いてみたら？」ということで、その大学病院に紹介状を発行してもらいまいした。

●遺伝子検査を受ける

遺伝子検査はガン治療やいわゆる難病、また出生前診断のために来院される方も多く、遺伝専門医からの遺伝カウンセリングという面談を経て行われます。遺伝子検査の結果によっては逆に精神的・社会的な不利益をこうむることがあり、十分なカウンセリングを経て十分理解・納得してからの検査が必要になります。

検査自体は、普通に採血するだけで終わりました。

1 年ほど経ったある日、結果が出たと連絡があり説明を受けに行きました。

どうやら僕の場合は、*HNF-1α*という、インスリン（血糖を下げるホルモン）の出具合を調整する遺伝子のうち、本来なら 474 個のアミノ酸の設計図があるはずが、最初から 176 番目でぷつりと途切れてしまっているようでした。

つまり、この遺伝子は、本来の3分の1ほどしか機能しないような設計図になってしまっていたのです。

診断は、MODY3でした。糖尿病を発症してから19年目の夏でした。

●遺伝子検査を受けて

さて、遺伝子検査を受けて一番良かったのが、自分が糖尿病になった原因がわかったことでしょうか。1型でも2型でもない糖尿病、とずっと言われてきて、どちらのコミュニティにも属せず、治療をしている医療スタッフもよくわかっていない状況だったので、自分が糖尿病であることを受け入れることができませんでした。

あとは自分に合った治療がよくわかるということでしょうか。MODYは原因遺伝子によっては、これがとても効果的、という薬剤があります。例えばぼくのMODY3は、SU剤・GLP-1受容体作動薬がかなり効果があると考えられています。

●患者会を立ち上げる

自分が生きる目的が出来たのもこの頃からです。まあ、そもそもMODYという病気が糖尿病専門医でもあまり知られていないような状況ですから、検査も当然保険がきかず自費で行うことになり、高額になってしまいます。MODYの診断をしてくれた先生が言っていた「みんな同じような経験をしていると思うけれども、遺伝子検査にたどりついてくる人はごくわずか」ということばが印象的でした。

なお英国での報告によると、糖尿病全体のうち1〜3%はMODYと言われていますが、遺伝子検査が十分に普及しておらず1型または2型糖尿病として治療されている、とのことです。つまり日本でも3万〜9万人程度はMODYの可能性はありますが、ほとんどは検査にもたどり着いていないものと考えられます。

ぼくは自分と同じような経験をしている人がいるかもしれないと考え、単一遺伝子による糖尿病友の会「モノジェニックの会」を立ち上げました。2022年8月現在、9名の方が在籍しています。

まず会員数を増やしていくという段階ですが、今後は遺伝子検査を保険でできることを目標に活動をしていきたいと思っています。

もしこれを見てくださっている方で興味がある方は、ぜひホームページをご覧ください。

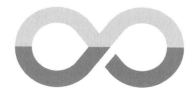

モ ノ ジ ェ ニ ッ ク の 会

https://monogenic.hatenablog.com/

⑥ MODY（家族性若年糖尿病）とは？①

● MODY は1型糖尿病や2型糖尿病と何が違うのか

おなじ人間でも、一人ひとり、顔つきが違ったり、背が高かったり、低かった
り、個性がありますよね。遺伝子の大まかな部分は一緒ですが、個性があるのは、
遺伝子の情報が一人ひとり微妙に違うからです。遺伝子のうち、一人ひとり微
妙に違う部分を「バリアント」といいます。バリアントは多様性を生み出します。

バリアントによって、背が高い人や低い人がいるように、糖尿病になりやすい
人や、なりにくい人がいます。

1型糖尿病や2型糖尿病は、複数のバリアントと外的要因が原因で発症します。
具体的に言うと、1型糖尿病を発症しやすいバリアント（*HLA* ハプロタイプ、
AIRE 遺伝子バリアントなどなど）を持つ人がウイルスに感染した時に1型糖
尿病を、太りやすかったり、インスリンをつくる力が低かったりするバリアン
ト持つ人が、加齢や生活習慣を崩すと2型糖尿病を発症するわけです。

遺伝子バリアントの影響度や生活習慣の状況によっては、糖尿病を発症しない
方もいます。対して MODY は、一つの遺伝子の影響で生活習慣などの外的要
因に関係なく発症します。

● MODY のほとんどは正しく診断されていない

2013 年の研究報告によると、全糖尿病患者の 1 ～ 3% 程度は MODY と推測されています*。日本では、糖尿病の方は 320 万人程度と言われていますので、単純計算すると、MODY 患者は日本に 3.2 万～ 9.6 万人はいることになります。しかしそのほとんどが 2 型糖尿病や小児発症 1 型糖尿病として治療されています。

また、2019 年にアメリカのジョスリン糖尿病センターから興味深い報告もありました。メダリスト (1 型糖尿病として 50 年以上インスリン治療を続けた人) 1,019 人について遺伝子を調べたところ、そのうちなんと 7.9% の方に MODY 遺伝子など 1 種類で糖尿病を発症する遺伝子に変化がみつかりました**。

* Journal of Clinical Endocrinol Metabolism. 2013 Oct; 98(10): 4055-62
** Journal of Clinical Investigation. 2019 129(8): 3252-3263

●どういう人が MODY っぽいんでしょうか？

ISPAD（国際小児思春期糖尿病学会）のコンセンサスガイドライン 2018 によると、若年発症の糖尿病のうち…

・糖尿病の家族歴が濃厚（親、その祖父母など、3 世代にわたる糖尿病）
・1 型糖尿病ではない（GAD 抗体などの自己抗体がなく、診断後 5 年経過してもインスリン必要量が少ないか必要なし）
・肥満はなく、2 型糖尿病らしさもない

こうした場合は MODY を疑い、遺伝子検査を考慮すべきとの記載があります。簡単に言えば、「若くして発症している糖尿病家系で、1 型糖尿病でもないし、太ってもいない」糖尿病の方が MODY っぽいということです。

●遺伝子検査をする意味はあるんでしょうか？

・たとえば MODY1、2、3 の場合は適切な治療薬を選択できる（本当は MODY なのに、小児糖尿病＝ 1 型糖尿病だろう、とインスリン治療されている方は、インスリンを離脱し得る）

・発症と生活習慣が関係ないことがわかり、自己肯定感が高まる

・自分の子への遺伝リスクが同定できる（デメリットにもなり得る）

ちなみに、「病気の原因遺伝子を特定して、適切な治療を行い結果的に良い医療を提供すること」を、「個別化医療（Precision medicine）」と呼びます。以下は最近のトピックスです。

シカゴ・トリビューン誌より MODY とわかった記事。

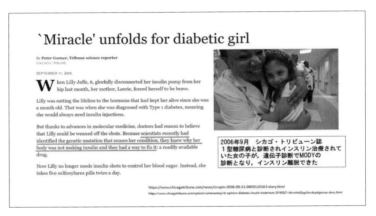

`Miracle' unfolds for diabetic girl

By Peter Gorner, Tribune science reporter
CHICAGO TRIBUNE

SEPTEMBER 11, 2006

When Lilly Jaffe, 6, gleefully disconnected her insulin pump from her hip last month, her mother, Laurie, forced herself to be brave.

Lilly was cutting the lifeline to the hormone that had kept her alive since she was a month old. That was when she was diagnosed with Type 1 diabetes, meaning she would always need insulin injections.

But thanks to advances in molecular medicine, doctors had reason to believe that Lilly could be weaned off the shots. Because scientists recently had identified the genetic mutation that causes her condition, they knew why her body was not making insulin and they had a way to fix it: a readily available drug.

Now Lilly no longer needs insulin shots to control her blood sugar. Instead, she takes five sulfonylurea pills twice a day.

https://www.chicagotribune.com/news/ct-xpm-2006-09-11-0609110163-story.html
https://www.chicagotribune.com/opinion/commentary/ct-opinion-diabetes-insulin-treatment-20190821-bfoivhat2bge5svdvpalgzsiua-story.html

2006年9月 シカゴ・トリビューン誌
1型糖尿病と診断されインスリン治療されていた女の子が、遺伝子診断でMODYの診断となり、インスリン離脱できた

2006 年 9 月のシカゴ、トリビューン誌より。リリーちゃんは彼女生後 1 カ月のときに 1 型糖尿病と診断されてインスリン注射を行っていましたが、実は KCNJ11 というインスリン産生にかかわる遺伝子が関係する糖尿病とわかって、内服薬に切り替えインスリン注射をやめることができました。

● MODY はどうして発症するの？

インスリンは膵臓のベータ細胞というところで 2 段階の反応を経てつくられます。ひとつは、血中のブドウ糖濃度を感知してインスリンがつくられはじめる「惹起経路」、その信号を増幅する「増幅経路」とがあります。

たとえば MODY1、3 では、ベータ細胞の能力自体は問題ないんですが、「増幅経路」というところが傷害されることでインスリンの出が悪くなります。スルホニル尿素（SU）薬は上流の惹起経路を刺激し、GLP-1 受容体作動薬や DPP-4 阻害薬は増幅経路を刺激させるため、これらに効果的な治療薬と言われています。

● MODY の遺伝子検査は保険でできるの？

残念ながら 2022 年 8 月現在は、糖尿病遺伝子に関する検査は保険適用外です。例えばぼくが検査を受けた東京女子医科大学のゲノム診療科では遺伝子検査自体は研究費で施行していますが、遺伝カウンセリングや DNA 保管料など合わせると自己負担額としては 7 万〜 8 万円程度かかります。ここらへんは大学病院が治験などで負担していることもあるので、施設によりけりといったところです。

ぼくの野望は
・MODY の存在を知らしめること（まずは医療者から）
・MODY の遺伝子検査を保険適用にすること
です。少しずつではありますが、やれることからやっていきたいな、と思っています。

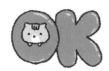

❼ MODY（家族性若年糖尿病）とは？②

●MODY についてもう少し詳しく教えてください

「ひとつの遺伝子が原因で発症する糖尿病」が MODY と呼ばれているだけで、一口で MODY といっても、原因遺伝子によって異なります。共通しているのは、血糖を下げる「インスリン」のでぐあいを調整するのに大切な遺伝子ということです。

血糖を下げるホルモンは「インスリン」だけというのは有名ですが、実は、インスリンの出具合を調整する遺伝子はたくさんあります。

MODY は、幼少期はそれほど血糖が上がらず、だいたい 10 ～ 20 歳ころに糖尿病を発症します。これは、思春期にインスリンの必要量が急激に増加することが原因と言われています。
通常は、インスリンの出具合を調整する遺伝子が上手に働くために、インスリンの合成を何倍にも調整することができるので糖尿病にはならないのですが、それに追いつけない人が思春期頃に糖尿病を発症することが多いのです。

以下、MODY の原因遺伝子について簡単に解説します。

●転写調整因子（MODY1、3、4、5、6、8、9、14 など）

MODY の中でもいちばん多い MODY3 は *HNF-1α* という遺伝子が原因で発症します。
その他にも、*HNF-1β*（MODY5）、*HNF-4α*（MODY1）、*NeuroD1*（MODY6）、*PDX-1*（MODY4）、*CEL*（MODY8）、*PAX4*（MODY9）、*RFX6*（MODY14）という遺伝子は、細胞の「核」で発現し、インスリンの設計図の前部分（プロモーターと呼びます）にくっついて、インスリンの合成を何倍にも増強するという役割があります。これらは転写調整因子と呼ばれています。

なかでも MODY1 と MODY3 は、糖尿病薬のうち SU(スルホニルウレア)薬、GLP-1 受容体作動薬が非常に効果的ということが分かっており、1型糖尿病と誤診されたために、ずっとインスリンを使用していた人でも切り替えが可能なことが多いと言われています。

MODY1、MODY3 以外の転写調整因子に関しては、報告数がまだ少ないということもあり、有効な治療法は分かっていません。今後の研究に期待です。

●グルコキナーゼ（MODY2）

グルコキナーゼは、血液中のブドウ糖濃度を感知して、すい臓のベータ細胞からインスリンを出す、一連の反応の入り口となるタンパク質です。グルコキナーゼ遺伝子は MODY2 の原因遺伝子で、MODY3 と同じくらい頻度が高いと言われています。

MODY2 は、みかけ上の血糖は高くなるのですが、治療を行わなくても合併症が出現することはありません。つまり、HbA1c とか血糖値はたしかに高いのですが、そのまま何もしなくても全く問題ないのです。一生懸命血糖を下げようと投与している、（インスリン含めて）糖尿病の薬が投与されているのがすべて中止できるということです。ただし、妊娠中だけはインスリンによる治療が必要、ということは分かっています。

上記以外にも、MODY に関係する遺伝子は次々と発見されており、2022年10月現在は 15 種類の遺伝子が MODY に関係していると言われています。

MODY について

MODY（maturity--onset diabetes of the young）は糖尿病専門医以外の方にとって聞きなれない言葉かもしれないが、実は 1964 年に Fajans が提唱した古い用語である。今でいう 2 型糖尿病が maturity-onset diabetes（成人型糖尿病）と呼ばれていた時代の名残で、「若くして発症する成人型糖尿病」といった意味合いであるが、今では maturity--onset diabetes の用語は「MODY」の中にだけ生き残っている。以前は非肥満、35 歳未満発症で、顕性遺伝する糖尿病として定義されていたので、古い糖尿病専門医の中には若い頃に覚えたこの定義を今でも信じているものもいるが、実際には肥満のある MODY、家族歴がない MODY、40 歳以上で発症する MODY も決して稀ではない。現在の知識でいえば、MODY は「顕性遺伝性糖尿病でインスリン分泌不全を主な病態とするもの」と言える。顕性（優性）遺伝性疾患なので、家族歴なく突然変異によって発症するものがいても全く不思議ではない。

1 型、2 型糖尿病との鑑別が難しいため、MODY の 95% は誤診されていると言われていたが、患者さんの側に立つと、誤診による損失は少なくない。現在までに MODY の原因遺伝子として 14 個あまりが提唱されているが、とりわけ *GCK*、*HNF1A*、*HNF4A*、*KCNJ11*、*ABCC8* 遺伝子によるものは通常の 2 型糖尿病とは扱いが異なるので、誤診による影響は大きい。例えば、GCK-MODY（MODY2）では軽度の空腹時高血糖を呈し HbA1c は 7% 台半ばまでであるが、合併症が少なく薬物治療が不要で、行っても効果も乏しいことは知られていない。「糖尿病の気があるとずっと言われているけど元気だよ。親もそうだったし」などという病歴の方が多く存在する。病気扱いされて、

さまざまな血糖降下薬を飲まされている方もしばしばお見掛けする。また、*HNF1A*（MODY3）、*HNF4A*（MODY1）、*KCNJ11*（MODY12）、*ABCC8*（MODY13）遺伝子によるものは、軽症ではないが、今では使われることが少なくなったスルホニル尿素薬という経口血糖降下薬が、しばしば著効するのが特徴である。とりわけMODY12、13に対する効果は劇的であるが、正しく診断されていないために1型もしくは2型糖尿病に準じて不要なインスリン注射やあまり効かないはずの経口血糖降下薬で治療されている方もしばしばお見掛けする。MODYの診断は遺伝子診断によるしかないが、保険適用がなく、一般臨床医の手の届きにくいものになっている。実際には実費4万～5万円で大部分のMODYが診断できるので、毎月高額の薬剤費負担をして不要な治療をすることを考えると、コストベネフィットは悪くないと考えられる。私たちは研究として小児、若年発症のMODY様糖尿病の遺伝子診断研究を行ったが、臨床的に疑われる340例のおよそ半数が陽性の結果であった。「探せばそこにいる」のである。

伊達赤十字病院第2内科部
依藤　亨

コラム 糖尿病と遺伝子の話

「血の繋がった家族に糖尿病の方がいると、糖尿病を発症しやすい」、よく言いますよね。確かにこれは事実です。たとえば家系内に2型糖尿病の人がいる場合、2型糖尿病の発症率が2.7倍程度まで上昇することが知られています。また、2型糖尿病ほどではありませんが、1型糖尿病も、一定程度は家族内に発症しやすいという研究報告もあります。

なぜでしょうか？

答えは遺伝です。正確に言えば、遺伝子の影響や組み合わせで糖尿病の発症しやすさが決まるからです。人間の遺伝子のうち99%はみんな同じですが、残りの1%の違いで個性が生まれています。この遺伝子の微妙な違いを「バリアント」と呼びます。

たとえば2型糖尿病の場合は、太りやすさやインスリンの効きにくさなどに関係する100以上の遺伝子が複雑に関与し合って発症のしやすさが決まっているかもしれない、という研究報告が出ています＊。頻度が高いバリアントは個々の影響が比較的少なく、一つひとつの遺伝子の影響はわずかですが、組み合わせによっては発症リスクが大きくなることがあります。そして、組み合わせはとても個人差が大きく、多くの種類のバリアントを持っている人が糖尿病を発症しやすいのです。

ただし、糖尿病になりやすい遺伝子バリアントを多く持っていても、必ずしも糖尿病を発症するわけではありません。上記のように先天的な「なりやすい遺伝子の組み合わせ」を持っている方が、2型糖尿病なら加齢や生活習慣、肥満、たばこなど、1型糖尿病なら、ウイルス感染や薬剤などを原因に発症したりします**。場合によっては、発症しないまま生涯を終えることもあります。

それに対して、ひとつ持つだけで確実に発症してしまうほど、影響の強い遺伝子バリアントで発症する糖尿病が MODY です。インスリンの調整に大事な遺伝子バリアントが原因で、小学生〜高校生くらいにかけて生活習慣に関係なく糖尿病になります***。

糖尿病の網膜症や腎症、血管の合併症の起こりやすさに関しても、遺伝子が関係しているというのではないか？ということが最近のトピックスです。確かに同じような血糖コントロールの患者さんを診ていても、割と早く合併症が起きてしまう方もいれば、まったく起きないという方もいます。

まだまだ糖尿病と遺伝に関しては分かっていないことだらけですが、研究が進めば治療もどんどん進歩していくと思われます。いつか糖尿病が完治する日が現実になるといいですね。

*Srinivasan S, et al: The First Genome-Wide Association Study for Type 2 Diabetes in Youth: The Progress in Diabetes Genetics in Youth (ProDiGY) Consortium. Diabetes 2021;70(4):996–1005.
**これを多因子疾患と呼びます。
***また、血糖を下げるインスリンそのものの遺伝子バリアントがあると、生まれた時から糖尿病になるため、これは新生児糖尿病と言われています。

第２章　まず、はかる

8　まず、はかる

解説

最近の血糖コントロールが悪くて、薬を増やしましょうか…という前に、まずは定期的な血糖測定をしてみませんか？

どのダイエット指南書でも、「痩せるために、まずは毎日体重測定しましょう」と書いています。同じように、血糖コントロールには血糖測定です。定期的に血糖値の測定をするだけで血糖コントロールが改善する、というのはいくつもの研究で明らかになっており、もはや常識でもありますが、日本では注射を使っていない糖尿病の方には保険が効かないので、いまいち普及していません。

じつは、血糖測定器は普通に購入できます。測定器本体の価格は 1 万 5,000 円程度で、センサーは 1 回当たり 100 円程度のものが多いでしょうか。
測定センサーは許可を得た薬局でしか販売されていないため、ネット通販では入手できないので注意（テルモ社の糖尿病ケアサイトなどで販売している薬局を調べられます。https://mds.terumo.co.jp/user/pharmacy/）。
ネットで販売している血糖測定センサーもありますが、本邦での基準を満たしていないものなので精度に少し不安があります。

なお、インスリンを使っている方はもちろんですが、注射の GLP-1 受容体作動薬を使用している方も、保険診療内で血糖測定ができます。

結論

血糖コントロールがうまくいかない時は、血糖測定器で実際に測定して記録すると、うまくいく時があります。

もともと測定してたけど、さいきん測定をサボっていたという方は、まず測定回数を増やそう。

ワンポイントメッセージ

2022 年 2 月から「Librelink®」というスマホアプリが使用できるようになり、iPhone や NFC 対応の Android 機器があれば、持続血糖測定器のひとつ、FreeStyle リブレがセンサーを購入するだけで使用できるようになりました。

なお、FreeStyle リブレのセンサーは、インスリンを使っている方が保険で使用できるのですが、Amazon や楽天などのネット通販でも普通に購入が可能で、2022 年 8 月現在は 8,000 円程度でした。
そのため、薬局で血糖測定器を購入するよりもお手軽に、短期間だけ測定すること が可能になっています。

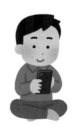

⑨ FreeStyle リブレを使ってみよう

解説

FreeStyle リブレは、間歇スキャン式持続血糖測定器 (isCGM) と呼ばれる血糖モニタリング機器です。2 週間使い捨てのセンサーを二の腕付近に装着して使用します。2022 年 8 月現在、インスリン治療をされている方が使用可能です。血糖概算値の推移がリアルタイムでわかります。寝ている間も血糖のヨコの流れを測定するので、夜間低血糖もわかる非常に便利な機器です。

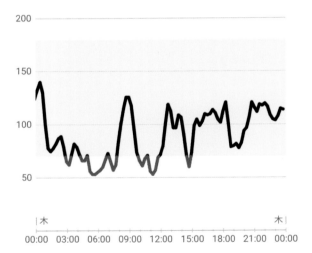

図：ぼくのある日のグルコース値。この日は前日に飲酒をしたためか全体に低血糖が多く、夜間にも低血糖が起きています。これはリブレを付けなければわかりません。

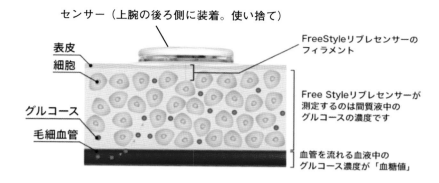

センサー（上腕の後ろ側に装着。使い捨て）

表皮
細胞
グルコース
毛細血管

FreeStyleリブレセンサーの
フィラメント

Free Styleリブレセンサーが
測定するのは間質液中の
グルコースの濃度です

血管を流れる血液中の
グルコース濃度が「血糖値」

ただし気をつけてほしいのは、実際に血糖値を測定しているのではなく、間質液（皮下脂肪）から血糖値を推定していることです。正しい血糖値と比べてだいたい15分程度の測定のタイムラグがあります。

また、特に着け始めて24時間以内の場合は、実際の血糖値との乖離が大きいと言われています。最初のうちはSMBG（指先での血糖測定）と組み合わせて判断を行ったほうがよいです。またセンサーの正確性も結構個体差があり、実際より高め・低めの値が出続けるセンサーにも遭遇します。

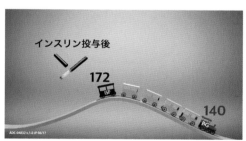

インスリン投与後

172
ISF

140
BG

ADC-04832 v.1.0 JP 06/17

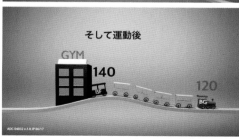

そして運動後

GYM

140
ISF

120
BG

ADC-04832 v.1.0 JP 06/17

リブレのタイムラグは、よく「列車の最前部（実際の血糖値）と最後尾（リブレの概算値）」に例えられます。普段は平坦な道を進むので両者の数値はほぼ同じ、高低差がある場合は先頭と最後尾の数値に差が出るというイメージです。
BG：実際の血糖値
ISF：リブレのグルコース値

(myfreestyle.jp/hcp/producfs/freestyle-libre/overview.html)

結論

リブレの値を見て低血糖の対応やインスリンを注射した場合は、心配になっても 15 〜 30 分くらいはぐっと耐えてから次の行動を。低血糖のときのブドウ糖は 10 分ごと 10 g ぐらいを小きざみに摂っていくとよいです。

ワンポイントメッセージ

リブレを付け始めてから最初の数カ月間、いわゆる「人生初リブレ」の時期は一時的に低血糖発作が多くなる傾向がある、という報告があります。これまで見えていなかった血糖が気になってしまい、おもわずインスリンを打ちすぎるからでしょうね。その気持ち、よくわかります（笑）。

コラム FreeStyle リブレのテープかぶれ対策

解説

FreeStyle リブレでテープかぶれが起こった経験はありますか？リブレを装着した患者さんのうち、5.5% に何らかの皮膚トラブルが発生しているという報告があります。テープかぶれが原因で中断に至るのは勿体ないですよね。とくに夏場は肌荒れしやすい時期ですが、うまく対応すれば未然に防ぐことができます。

●皮膚皮膜剤

皮膚とテープの間に薄い膜(バリア)をつくり、テープかぶれを防止します。人工肛門の皮膚ケアなどに使われていますが Amazon や楽天などで普通に販売しています。リモイス® コート、エセンタ™ 皮膚被膜剤、Protect™ プロテクトバリアフィルムなど様々なものがありますのでお好みで。スプレータイプがよいでしょう(ちなみに 30mL 入りスプレー1本で1年近くもつと思います)。

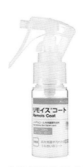

ノンアルコール性保護膜形成剤
「リモイス®コート」(アルケア株式会社)

●低刺激テープ

シルキーポア®などの低刺激テープをドーナツ型に切り取って、その上からリブレをつけるという方法もあります。これは他の血糖モニタリング機器にも応用可能です。

ちょっと見た目が不格好なのと、剥がれやすくなるのが短所ですが、コスパはよいし、事前にテープだけ貼って試すこともできます。

粘着性伸縮ガーゼ包帯
「シルキーポア®」（アルケア株式会社）

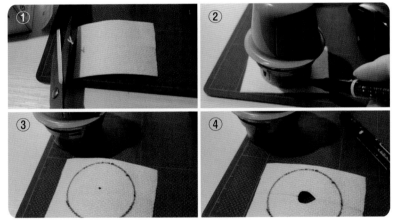

①テープを必要な長さに切る
②リブレをガシャコンできる状態にしておき、油性マーカーで丸型になぞる
③円の中央に印をつける
④印を目安に丸く切り取る
その後、テープを腕に貼り付け、その上からマーカーにあわせてリブレをつける。

⑩ 痛くない血糖測定の方法は？

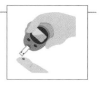

部屋の掃除をしていたら、学生時代に使用していた血糖測定器が出てきました。今の穿刺針に比べると、とっても太く、ビックリしてしまいました。

血糖自己測定（SMBG: Self-Monitoring of Blood Glucose）は、自分で指先に針を刺して出た血を機械で測定することで、現在の血糖値を知ることができる便利な機器です。インスリンや GLP-1 受容体作動薬の注射薬を使用している方は、保険で使用することができます。
これまでの報告によると、インスリンを使用していない方でも、定期的に測定をするだけで血糖コントロールが改善することも知られており、血糖コントロールには無くてはならない存在です。
ただ、指先に針を刺す必要がありますので、当然痛い。特にインスリンを使用している患者さんでは、1 日に何回も血糖測定を行う必要があり、苦痛に感じている方も少なくありません。筆者自身も経験がありますが、糖尿病の治療がイヤになってしまい、いわゆる燃え尽き症候群でコントロールの悪化につながってしまう、という報告もあります。
そこで今回は、なるべく痛みを伴わずに血糖を測定する方法をご紹介します。

●穿刺針（ランセット）を変える

一番簡単で、かつ効果が大きいです。昔からの血糖測定器をずっと使用している方は、試す価値あります。なお 2022 年 8 月現在、発売されているモデルで一番細いのは 33 ゲージのタイプで、「ワンタッチアクロ® ランセット」、「SKK ブラッドランセット 33G」などがありますが、どうしても仕入れなどの関係から、総合病院などではひと世代前の機種が導入されていることが多いです。
実はこの穿刺針、自分が好きなモデルをアマゾンや楽天などで自費購入して、簡単に使用することができます。実際、自分の患者さんでも、穿刺針だけ自前で購入している方もいらっしゃいます（30 回分で 500 円程度です）。
もちろん主治医に新しいタイプに変えられないか相談しても良いと思います。

もし古いタイプの穿刺針を使用されているときは、新しいものを試してみてもよいかもしれません。

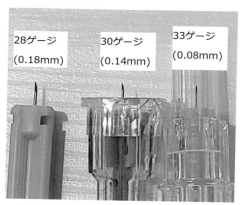

28ゲージ
(0.18mm)

30ゲージ
(0.14mm)

33ゲージ
(0.08mm)

<「ゲージ」「G」の数字が大きいほど細いです>

28ゲージ（0.18mm、発売時期不明。2000年より前？）
30ゲージ（0.14mm、2005年発売）
33ゲージ（0.08mm、2020年発売）
写真だと少しわかりづらいですが、実際に刺してみると、痛みの差は歴然でした。また、昔は針がむき出しでしたが、現在はなるべく針が見えないように設計されていますね。

●刺す深さを意識する
毎回、同じ深さに設定しているのに、うまく採血できる時とできない時はないでしょうか？ボタンを押す際にためらってしまい、無意識に指から離れている可能性があります。一度、穿刺する深さを浅めにして、代わりにグッと強く指に押し当てて穿刺するようにしてみましょう。皮膚に強く押し当てたら、深くまで刺さって逆に痛くなるんじゃないの？と思われがちですが、実際は逆のことが多いです。

●消毒液を完全に乾かしてから穿刺する
意外と知られていないですが、消毒液が完全に乾かないまま穿刺すると、消毒液の刺激で強い痛みが起こることがあります。消毒したら手をブンブンと手を振って、完全に乾いてから測定してもよいでしょう。

●指先ではない部分を穿刺する（代替部位測定）

病院での血糖測定指導の際は、指先を刺してくださいと言われることが多いですが、ここは神経が集中しており痛みが強いです。そのため、人によっては指先以外の違う部分を刺してもらうことがあります。これを代替部位測定 (AST: Alternate site testing) と呼びます。要するに、指先に比べて鈍感な部分を刺して痛みを軽減しましょう、という方法です。指先を使う仕事をされている方にもやっていただくことがあります。

AST で一つ注意が必要なのが、血糖値がやや遅れて反映されることです。FreeStyle リブレを使っている方はピンとくるかもしれませんが、特に食後血糖や、運動の前後など、急激な血糖値の変化がある場合は気をつけたほうがよい、とされています。

なお、手のひら・指の背中部分（爪のおとなり付近）に関しては、指先での測定と同等の正確性がありますが、腕・太ももなどでは場合によっては遅れが大きいこともあるようです。

手のひら、前腕または上腕からの採血による血糖測定(AST: Alternate Site Testing)

指先以外の身体部位から採血をすることもできます。代替の部位には、手のひら、前腕および上腕が含まれます。

前腕または上腕から採取した血液は、測定に適さない場合があります。これは、指先および手のひらでは、前腕および上腕よりも血糖値が早く変化するためです。このような違いにより実際の血糖値が誤って解釈され、不適切な治療や健康への悪影響につながるおそれがあります。

前腕または上腕からの採血による測定を行う前に、次の点を確認し、医師にご相談ください。

前腕または上腕での測定を行うことができます	・食事の前 ・空腹時
前腕または上腕での測定を行うことはできません	・血糖値が急速に上昇する可能性がある、食後 2 時間以内 ・血糖値が急速に低下する可能性がある、追加インスリンの注入後 ・運動後 ・病気の時（シックデイ） ・血糖が低いと思う時(低血糖) ・血糖が低いことに 気付かないことがある場合（無自覚低血糖）

⚠ 注意

グルコースモニタシステムのキャリブレーションまたはインスリン投与量の計算をする際は、ASTを行わないでください。ASTに関心がある場合、まず医師にご相談ください。

＜ロシュ株式会社、アキュチェックガイド　取扱説明書より＞

結論

血糖測定が痛くて困っている時は、まず針から見直してみるのがよいです。自分に合ったステキな針を探しましょう（笑）。

また、指先以外で採血するときは、血糖値にタイムラグが生じることがあるので注意。

ワンポイントメッセージ

最近の保険改定で、インスリンを使用していれば FreeStyle リブレが使用できるようになりました。どうしても血糖測定がツラければ、思い切って FreeStyle リブレに変えてみるのも手かもしれません。今後はスマートウォッチでも血糖モニタリングができるようになりそうで、ワクワクしますね！

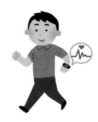

コラム 果物を食べた手で血糖測定してみた

果物は手で食べることも多いと思いますが、血糖測定するときは注意が必要なことはご存知でしたか？ 果汁がついてしまうと、本当の血糖値よりも高く出てしまうことがあります。血糖測定器ではフルーツに含まれる果糖は検知されませんが、果汁中のブドウ糖はしっかり検知してしまいます。

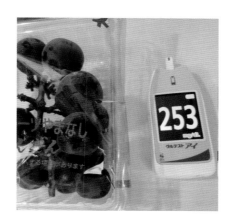

対応法としては、ズバリ「手を水洗いすること」です。
血糖測定器で有名なアークレイ株式会社の報告ですが、「ブドウの皮をむいた手で、いろいろな条件下で血糖を測ってみた」という研究があります。

血糖[mg/dL]

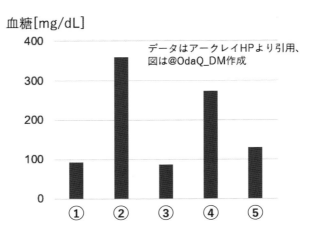

データはアークレイHPより引用、
図は@OdaQ_DM作成

①普通に血糖測定
②ブドウをむいた手で、そのまま血糖測定
③ブドウをむいた手を水洗いして血糖測定
④ブドウをむいた手でアルコール綿消毒１回血糖測定
⑤ブドウをむいた手でアルコール綿消毒５回して血糖測定

果物を食べてベタベタになった指は、アルコール綿でガシガシしてもあんまり
効果がないので、きちんと水洗いしましょう。

ちなみに、「ブドウ糖」の名前の由来は、「ブドウに多く含まれるから」です。
とくにブドウを食べたあとは、血糖測定にお気をつけください。

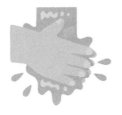

⓫ 自分の HbA1c が上がってたら

糖尿病患者として通院している自分が、
「HbA1c が上がってたら行うこと」をまとめてみました。

解説

●この 1 ～ 2 カ月で変わったことを思い出す
HbA1c（ヘモグロビンエーワンシー）は、過去 1 ～ 2 カ月間の血糖コントロール指標です。そのため、採血した時点の血糖値を反映するわけではなく、採血したときから 1 ～ 2 カ月前の間の血糖コントロール状況を反映します。

なので、HbA1c が上がったのが生活習慣が原因とすると、その原因は 1 ～ 2 カ月前にあります。1 カ月ごと受診してたら、ただいたい前回の受診時くらいですね。

自分の場合、以下 5 点を思い出すことにしています。

・薬の飲み / 注射忘れはなかったか
・去年、おととしの同じ月はどうだったか
・新しく習慣として始めたことはあるか
・運動量は変わっているか、体重は増えていないか
・体調を崩していなかったか？ほかの採血の値に変化はないか

●薬の飲み忘れ / 注射忘れはなかったか
頻度としては最も多いと感じます。自分自身、忙しかったり、当直勤務が重なったりすると薬を忘れることがあります。

特に4〜5種類や、それ以上と投与している方は、どうしても飲み忘れが多くなってしまいます。

日常的に飲み忘れがあると、医師に現在の薬が効いていない、量が少ないと思われて、必要以上に薬剤を増量されて、低血糖発作にもつながるため危険です。

対策として、日にちごとに薬を収納できる「お薬カレンダー」や、内服管理のスマホアプリなどがオススメです。こちらは時間になったらリマインダー通知もしてくれます。

●去年、おととしの同じ月はどうだったか

これまでの研究によると、血糖コントロールは夏（7〜9月）に改善し、冬（12〜2月）に悪化しやすいことがわかっています。

夏はスポーツやアウトドアの季節なので、やっぱり血糖が良くなりやすいです。逆に、寒くなりクリスマスや年末年始の12月/1月は、血糖が悪くなりやすいです。また、誕生月も要注意です。1年以上、治療を続けている方は、去年の同じ時期の値も参考にして「血糖の上がりやすい月や季節」を把握してみましょう。

たとえば自分の場合、毎年1月頃にHbA1cが悪くなる傾向がありました。そのため、その前月の12月は多めに運動をしてみる、などの対策をとっています。

●習慣として始めたものはあるか

特に習慣的に口にする食べ物や飲み物、健康食品・サプリメントには注意が必要です。仕事中や移動中に、何気なく飲んでいる飲み物はありませんか？
たとえばコンビニに売っているパックのコーヒー飲料、「ノンシュガー」と記載があっても、牛乳成分が脂質を含んでいてある程度カロリーを含んでいる場合があります。1パックの量はわずかでも、常飲してると効果は大きいです。
塵も積もれば山となる。

ぼくはいちど体重が大きく増えてしまった時がありましたが、原因は毎日飲んでいたノンシュガーのカフェラテで、やめたらすぐに元に戻りました。特に乳製品はカロリーが多く、体重が増えやすいので注意しています。

また、健康食品やサプリメントの場合、ハチミツや水あめ、黒糖を含んでることがあり、注意が必要です。

●運動量は変わっているか、体重は増えていないか

運動量がいつもより少ない時や、体重が増えた場合、「インスリン抵抗性」が上昇し、血糖値が上昇します。

「インスリン抵抗性」は、「インスリンの効きにくさ」とも言い換えられます。同じインスリンの量でも、インスリン抵抗性が高いと血糖が下がりにくく、インスリン抵抗性が低いと血糖が下がりやすいです。

補足ですが、ここで言う「インスリン」とは、
「すい臓から分泌される自前のインスリン」と、「注射で投与するインスリン」両方を指します。そのため、インスリン抵抗性の変化による血糖変動は、インスリンを注射している方も、していない方も同じように意識が必要です。

なお、歩数の目標はだいたい 7,000 ～ 10,000 歩 / 日が適切と言われています。特にスマートフォンアプリでは、月ごとの比較ができるため、一目瞭然ですのでオススメです。
なお、世界保健機関 (WHO) やアメリカ合衆国保健福祉省 (HSHHS) は、週に合計 150 分以上の有酸素運動を推奨しています。

●体調を崩していなかったか、ほかの採血の値に変化はないか

特に生活習慣が変わっていないし、血糖上昇の要因が何もない場合は、何か別の病気が起きていないかを考える必要があります。

一番頻度が高い血糖上昇の要因は、風邪などの感染症です。なので普段から体調管理に気を付ける必要があります。また、貧血、肝機能障害、腎障害、ガンの発症などでも HbA1c 値に変化が起こることがあります。

ステロイド製剤や降圧薬の一部（β遮断薬など）により血糖が上がることがありますが。これらの薬剤は、治療の必要性があり開始されていることがほとんどなので、自己判断をせずに主治医へ相談してみましょう。他の病院で気づかずに処方されていて、お薬手帳を見て気づく、ということがよくあります。

結論

HbA1c が上がっていたら、

・薬の飲み忘れ / 注射忘れはなかったか

・去年、おととしの同じ月はどうだったか

・習慣として始めたものはあるか

・運動量は変わっているか、体重は増えていないか

・体調を崩していなかったか、ほかの採血の値に変化はないか

をチェックしましょう。

ワンポイントメッセージ

糖尿病の方における血糖コントロール状況は、体の調子を表すバロメーターでもあります。急激な変化があった場合は、何か変わったことがなかったか？と考える癖がつけば、セルフコントロールにつながりやすいです。

血糖が高いので紹介されてきた方の中には、がんなどが原因の方もいます。普段から健師などは意識して受けるのがよいと思います。

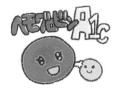

第3章　おくすり

ボーラスした?

⑫ インスリン注射時の消毒、空打ちは必要？

解説

インスリンを注射する時、消毒と空打ちは必要なのでしょうか？

消毒に関しては、「日本ではインスリン注射時のアルコール消毒は必要と指導されているけども、世界的には必ずしもそうでもない」です。

事実、皮下注射前の皮膚のアルコール消毒が、感染症の発症率を低下させるという証拠に乏しいのではないか、という報告もあり、諸外国では「皮下注射をする際、明らかに皮膚が汚れていない場合の消毒は省略可」とされています。

日本人はきれい好きなので中々馴染みが無いかもしれませんが、G パンの上からそのままブスリ！と注射することもよくあるみたいです。

一方で、個人的見解にはなりますが、インスリンの空打ちは「針から注射液がちゃんと出るかを確認するために絶対必要！」と思います。

たとえ注射針の先端が大丈夫だったとしても、インスリン側の後針が不良品だったり、途中で折れ曲がってしまうことがあります。

この場合はボタンを押してもインスリンが出てこないので、空打ちで確認しなかった場合は「注射した気になりつつ、実は針だけ刺して抜いただけだった」という原因になっちゃいます。

なお、空打ちは「インスリン内の気泡除去」、「針中にインスリンを充塡するため」ともよく言われますが、別にわずかな気泡は皮下に入っても大丈夫ですし、現行の針は非常に細いので、充塡する目的での空打ちは意義が乏しいかな？と思います。

なので、インスリン液が出ているのが目視で確認できれば、空打ちは2単位ではなく1単位でも問題ないと思っています（個人の見解です）。

結論

空打ちは、「インスリンがちゃんと針から出てくるか？」という確認作業です。先端は大丈夫だったとしても、後針が不良品だったり、途中で折れ曲がってしまうことがあります。この場合は針からインスリンが出てこないので、打った気になりつつ高血糖、という原因となります。

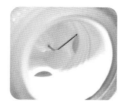 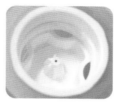

後針の折れ曲がり　　　後針の破損

ノボノルディスクファーマの HP より

注射期間が長くなってくると、慣れてきて空打ちをしなくなる方が増える印象もちょっとありますので気をつけるようにしましょう。

おだQからの
メッセージ

消毒はどちらでも良いけど、空打ちは面倒でもやっておくのがオススメ。なお 2020 年の新型コロナウイルスの感染症流行初期に、一時的に消毒用アルコールが不足することがありました。そのさいは病院で使用するアルコール綿も足りなくなったので、一時的に消毒無しでやってもらった事は記憶に新しいです。

⓭ インスリン針の使いまわしは、しないほうが無難

解説

インスリン等の自己注射は、毎回注射するたびに使い捨ての針を付ける必要があります。ただ、毎日毎日やっていると面倒に感じてくることがあるし、単純に出先とかだと針をつけ直して注射するのが大変なんですよね。

また、インスリンの針って意外と高いんです。

例えばぼくが今使ってる「ナノパスニードルⅡ」は1本当たり18円なので、1カ月当たり2,160円。3割負担でも針代だけで1カ月当たり最低648円程度かかっています。

さらに血糖の補正用とかで実際はもう少しちょこちょこ注射している。なので、針を再使用される方がいらっしゃるのは、ごく当然の流れかもしれません。

しかし、ヒトの皮膚はとっても硬いんです！

注射器などを作っているBD（ベクトン‐ディッキンソン）社が発表した資料によると、数回使用した注射針の先端は顕微鏡で見ると、こんなにグニャグニャになっています（次頁参照）。

これは採血などに使用される太さの注射針なので、もっと細いインスリン注射針はお察しです。これでは刺すたびに皮膚を余計に傷つけてしまい、内出血やリポハイパートロフィー（脂肪が肥大した柔らかい腫瘤）、インスリンボール（インスリン由来のアミロイドが沈着した硬い腫瘤）の原因にもなりそうです。

イメージとしては、真剣で切られた傷よりもナマクラな刃で切った傷の方が、治りにくかったり感染しやすかったりする、といった感じでしょうか。

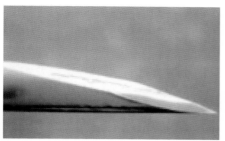

新品！

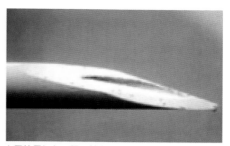

1回使用した。既に針先に曲がりが…。

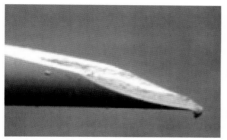

2回使用した。針先はかなり曲がっている。

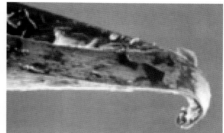

6回使用した。もはや「針先」とは言えない。

結論

イメージとしては、真剣で切られた傷よりも、めっちゃ刃こぼれした刃でズタズタになった傷の方が、治りにくかったり感染しやすかったりする、といった感じです。

おだQからの
メッセージ

お腹のかたーい皮膚で、注射針は想像以上にナマクラになっています。皮膚が穴ぼこになったり感染したら嫌でしょ？よっぽど針が足りていないとき等、やむを得ないとき以外はやめておこう。

コラム インスリンの針って

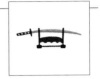

つい数十年前までは、インスリンは今のペンタイプではなく、薬瓶に入っているタイプでした。自分で注射器を使って吸い出して、今よりずっと太い針を使って注射してました。インスリンを使っている方のお腹は、常に生傷・青あざだらけだったようです。

しかし時代は進み、現在のインスリンの注射針はとっても細くなっています。2022 年 8 月現在に流通している最も細い注射針、テルモ株式会社の「ナノパスニードル®」。この注射針は、テルモ株式会社と岡野工業が共同開発しました。岡野工業、聞き慣れない名前ですが、東京都墨田区にあった小さな町工場です*。これまでの注射針は、長らく「金属管を斜めにカットする」加工が施されていましたが、ステンレスの板金を限界まで薄く加工し、それをクルリと巻くことで管状にする逆転の発想で、最も細い針の開発に成功しました。

*2018 年に岡野社長が 85 歳、後継人もいないとの事で廃業されました。残念です…

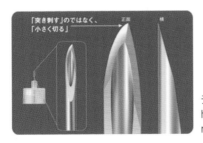

テルモ「ナノパスニードル」HP より
https://www.terumo.co.jp/medical/equipment/me104.html

また、針先は日本刀のような切先になっており、『突き刺すのではなく、小さく切る』ことで痛みの軽減につながっているようです。
ちなみに、世界大手の BD 社が製造している注射針の「マイクロファイン®」は、ナノパスよりも太い 32G(0.23mm) です。
下町の小さい町工場が、世界でもリードするような技術を持っていたなんて、「下町ロケット」感があって夢が膨らみますね!!

コラム インスリンはカートリッジタイプにしたらお得？

インスリンは 1 回使い切りの注入器が主流ですが、詰め替え式の「カードリッジタイプ」のものがあります。例えば、ヒューマログ ® ミリオペンから後発品のインスリンリスプロ BS カートに変えた場合、1 本当たりの価格は 1,283 円 → 558 円になります。基本的にインスリンの継続が必要な 1 型糖尿病の方はもちろん、しばらくの期間インスリンを使いそうな方であれば、医療費を安く抑えることができるので変更をオススメします。

また、ノボラピッド ®、フィアスプ ® などが使える「ノボペン ®」は、0.5 単位ずつ細かい調節が可能です。

---

1 回使い切りからカートリッジタイプにした場合の
1 本当たり価格例：
・リスプロ 1,283 円→ 558 円
・アピドラ ®1,927 円→ 1,407 円
・ランタス ®1,685 円→ 1,280 円
・ノボラピッド ®1,799 円→ 1,267 円

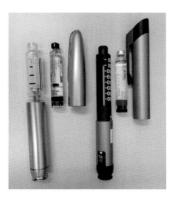

カートリッジタイプのインスリン注入器
左がヒューマペンサビオ ®（日本イーライリリーリリー社）
右がイタンゴ ®（サノフィ社）

57

具体的には、血糖測定器と同じような流れで、病院の主治医から「ノボペン」、「イタンゴ」などのペンを処方してもらいます（受け取り時300点の加算【自己負担で1,000円程度】がかかります）。

詰め替えのインスリンはペンと同じように処方箋を発行してもらい、処方箋薬局で受け取る、という形になります。病院によって対応しているところと、していないところがあるので、興味のある方は主治医に相談してみてくださいね。なお、ペンの種類によって使えるカートリッジは決まっています。最近、適合しないカートリッジを無理やり使用してしまうことが問題になっており、日本糖尿病学会からも注意喚起が出ています。インスリンの種類に関しては主治医ともよく確認してからご使用ください。

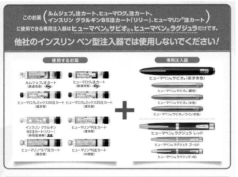

日本イーライリリー株式会社資料より転載（注：製品の改良等のため写真と異なることがあります。また使用される際には必要に応じて、製品の発売元のホームページ等で最新の情報を確認してください）

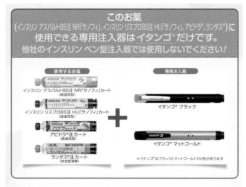

サノフィ株式会社資料より転載（注：製品の改良等のため写真と異なることがあります。また使用される際には必要に応じて、製品の発売元のホームページ等で最新の情報を確認してください）

⑭ 夏のインスリン

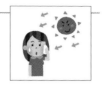

解説

現在使用されているインスリンや GLP-1 受容体作動薬の注射薬は、生体のホルモンと似た構造を人工的につくりだした薬剤です。
そのため、温度変化には結構弱いです。適当に保管していると、本来よりも効きが弱くなってしまうことがあり注意が必要です（これを失活と言います）。

これまでの研究では、37°C(ヒトの体温) を超えたあたりから急激に失活しやすくなる事がわかっていますから、それ以上に上がらないようにすれば基本的には大丈夫です。

具体的には
・車内に放置したりするのは避ける
・夏場のアウトドアなんかで直射日光があたる場所を避け日陰に置いておく
といった感じです。

あとは意外と知られていないのが、凍結にも弱いという点です。
たとえば冷蔵庫の奥の方とかだと、凍ってしまうことがありますよね。ビジネスホテルなんかの安い冷蔵庫でも凍ってしまうことがあります。
熱による影響よりも、凍ってしまう方がより影響が大きいと言われているので冷蔵庫の保管はできるだけ手前側に置いておくのがよいです。

結論

インスリンや GLP-1 受容体作動薬などの注射薬は

・直射日光下へ放置しない

・車内に放置しない

・開封前の在庫は冷蔵庫に入れる

・冷やすのを意識しすぎて、凍らせないように注意

ワンポイントメッセージ

保冷を意識しすぎた結果、持ち運び用の保冷剤にインスリンを直接当ててしまい、凍ってしまった！という方がいらっしゃいました。

35 度くらいの温度であれば一カ月くらいは意外と大丈夫なのです。開封後は室温保管で大丈夫です、というのはそういった理由です。

注射液は体温に近づけてからのほうが痛くないですので難しい問題ですね。

おだQからの
メッセージ

新しく冷蔵庫からだしたばっかりのインスリン。本当は常温に戻してから注射がいいんだけど，時間の関係上冷蔵庫でキンキンに冷えたインスリンを注射すると痛ギモチイイ（個人の見解です）。

かんたん
カーボ
フラッシュ
カード

デザート編

大阪市立大学大学院医学研究科発達小児医学
大阪市立大学医学部附属病院栄養部 編

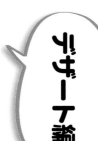

▶責任編集
川村 智行　大阪市立大学大学院医学研究科発達小児医学 講師

▶執筆者
川村 智行　大阪市立大学大学院医学研究科発達小児医学 講師
広瀬 正和　D Medical Clinic Osaka 院長
藤本 浩毅　大阪市立大学医学部附属病院栄養部 管理栄養士
野井 香梨　大阪市立大学医学部附属病院栄養部 管理栄養士

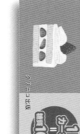
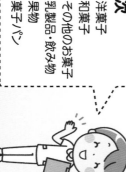

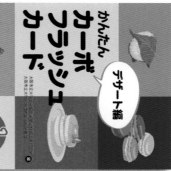

かんたん
カーボ
フラッシュ
カード

デザート編

大阪市立大学大学院医学研究科発達小児医学
大阪市立大学医学部附属病院栄養部 編

1カーボ
=10g

クリニコ出版

さらにかんたん！カーボカウント

カーボカウントの超入門書！

ISBN978-4-9910927-2-5
C3047 ¥1980E

目次

カーボカウント実践編!

かんたん カーボ フラッシュ カード

お食事編

切り離しできる
カードで
使いやすい

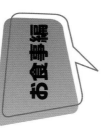

かんたん
カーボ
フラッシュ
カード

お食事編

大阪市立大学大学院医学研究科発達小児医学
大阪市立大学医学部附属病院栄養部 編

1カーボ=糖質10g

ISBN978-4-9910927-5-6
C3047 ¥2400E

目次
I ごはん類
II パン類
III めん類
IV その他主食
V おかず
VI 素材

---

⑪ カレーライス

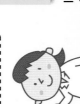

ごはん：**300 g**, ルー：**200 g**

オモテ

---

13 カーボ

糖　質：130 g
エネルギー：740 kcal

ごはん：300 g（11 カーボ）
＋ルー（2カーボ）で 13 カー
ボだね。ルーの重さの1/10
が糖質になるんだ!

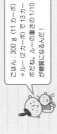

ウラ

一目でわかる
オリジナルCPF*
バランス

*CPF：, C（炭水化物），
P（タンパク質，F 脂質，

切り離しできる
カードで
使いやすい

オモテ

ウラ

17 フルーツタルト
皿 16cm×16cm

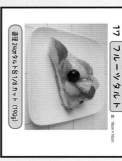

直径24cmタルト1/8カット(190g)

17 フルーツタルト(直径24cmタルト1/8カット(190g))

5.5 カーボ

糖 質：57.4 g
エネルギー：415 kcal

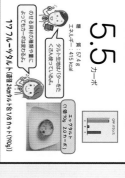

のせる具材の種類や量に
よってカーボは変わるよ。

タルト生地はバターを
多く使っているから
くるみを使ったタルト
ものせてみよう！

エッグタルト
(1個70g)
2.0 カーボ

CPFバランス

一目でわかる
オリジナルCPF*
バランス

*CPF：、C(炭水化物)，
P(タンパク質)，F(脂質)，

書籍注文書

	注文	御所属・御芳名・TEL・FAX
かんたんカーボフラッシュカード デザート編 大阪市立大学大学院医学研究科発達小児医学 大阪市立大学医学部附属病院栄養部　編 責任編集：川村 智行 発行：合同会社クリニコ出版 46変形 156頁 フルカラー 定価：2,860円(本体2,600円)	冊	
ISBN978-4-910396-07-1　C3047		

合同会社クリニコ出版　https://www.clinica-pub.com/
〒101-0051　東京都千代田区神田神保町2-14　朝日神保町プラザ1109

鋸谷書店様・再村書店様　からお取次ぎ到します

TEL：03-5357-1133
FAX：03-5357-1155

⓯ GLP-1 受容体作動薬が美容痩身に効くってホント？

解説

いろいろな美容クリニックで、GLP-1 受容体作動薬を使ったダイエットが宣伝されていますね。GLP-1 受容体作動薬とは、インクレチン関連薬の一つです。人が食事をすると、その刺激を胃や腸が感知し「食べ物が通ったからもうすぐ血糖が上がりそう」なことを全身に知らせます。この伝達物質がインクレチンです。簡単に言えば自然に食欲を抑えて体重を減らそうというお薬です。

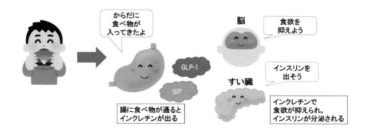

糖尿病ではない方でも、GLP-1 受容体作動薬の安全性と減量効果はすでに数々の研究から証明されており、実際、アメリカでは糖尿病ではない方への肥満症治療薬としての使用が承認されています。ぼく自身も革命的な減量薬が出てきたなと思っています。

しかしながら、最近はその乱用が問題になっています。「必ず痩せる、副作用なし、Web 診察のみで来院必要なし」、などの面々が目立ちます。さらに最近になって内服の GLP-1 受容体作動薬が発売されてから、更に拍車がかかっています。

図：GLP-1 受容体作動薬のひとつ「リベルサス」を検索すると、薬の情報の前にダイエット
の広告で画面が埋め尽くされてしまう。

もちろん、「必ず痩せる」という書き方も不適切ですし、「痩せる効果」が一人
歩きしており、副作用の説明がされないことが多いです。投与された方のうち
42.4% の方が吐き気など何らかの副作用を発症しており*、本来ならば副作用
のチェックも含め慎重な取り扱いが必要な薬剤なのです。
すでに痩せている人がさらに痩せると、場合によっては命に関わることがあり
ます。SNS で GLP-1 クリニックの広告を見ると、ガリッガリに痩せた女子が
宣伝していて、とても心配になります。

ちなみに、GLP-1 クリニックに「吐き気がある」と相談しても「近くの救急病
院へ行ってね」と言われてしまった方を救急外来で診察したことは何度もあり
ます。

*医薬品インタビューフォーム「オゼンピック®皮下注」2021 年 6 月改訂 (第 3 版) より

2020 年 7 月 9 日

GLP-1 受容体作動薬適応外使用に関する日本糖尿病学会の見解

一般社団法人 日本糖尿病学会

　今般、一部のクリニック等において、2 型糖尿病治療薬である GLP-1 受容体作動薬を、適応外使用である美容・痩身・ダイエット等を目的として自由診療での処方を宣伝する医療広告が散見されます。我が国において 2020 年 7 月時点で、一部の GLP-1 受容体作動薬については、健康障害リスクの高い肥満症患者に対する臨床試験が実施されていますが、その結果はまだ出ていません。したがって、2 型糖尿病治療以外を適応症として承認された GLP1 受容体作動薬は存在せず、美容・痩身・ダイエット等を目的とする適応外使用に関して、2 型糖尿病を有さない日本人における安全性と有効性は確認されていません。

　医師とくに本学会員においては、不適切な薬物療法によって患者さんの健康を脅かす危険を常に念頭に置き、誤解を招きかねない不適切な広告表示を厳に戒め、国内承認状況を踏まえた薬剤の適正な処方を行ってください。また、特に本学会専門医による不適切な薬剤使用の推奨は、糖尿病専門医に対する国民の信頼を毀損するもので本学会として認められるものでないことを警告します。

以上

図：GLP-1 受容体作動薬の乱用について、日本糖尿病学会からも声明が出ています。

GLP-1受容体作動薬が美容痩身に効くってホント？

結論

美容痩身として GLP-1 受容体作動薬を使用するのはあまりオススメしません。ちなみに、そもそも 2 型糖尿病の方であれば保険の範囲で使用できるので、主治医に相談してみてくださいね。主治医に内緒で始めるのは絶対 NG!

ワンポイントメッセージ

私見にはなりますが、どうしても GLP-1 ダイエットをしたい方にはこういったクリニックを選ぶようにと助言しています。

・説明書きが誠実。副作用の説明を書いているところ
ちゃんと副作用の説明や、その対応法が書いている。「絶対痩せる」、「副作用なし」などの書き方をしているところは注意。

・定期的に副作用チェックをしてくれるところ
肝障害や急性膵炎などの重大な副作用が起きることがあるので、定期的な血液検査は必要です。「来院不要」、「薬出しっぱなしで終了」なところは注意。

・GLP-1 受容体作動薬を使い慣れているところ
明らかな専門外、たとえば、皮膚科や眼科、婦人科の単科クリニックなどが突然 GLP-1 ダイエット外来を始めた場合は要注意です。ただ非常勤で糖尿病専門医が勤務・指導していることもあるので、これは必ずしもそうではありません。

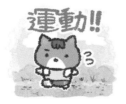

⑯ 1 型糖尿病と SGLT2 阻害薬

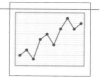

解説

1 型糖尿病治療の選択肢はインスリン注射のみでしたが、さまざまな研究の結果、1 型糖尿病患者においても有用であることが示され、2018 年 12 月に日本でも一部の SGLT2 阻害薬（スーグラ®、フォシーガ®）がインスリンと併用できるようになりました。

しかしながら、これらの内服薬で一部の患者さんにおいて「正常血糖ケトアシドーシス」という副作用が出現することが報告されてきました。正常血糖ケトアシドーシスとは、体内のインスリンが欠乏したの状態で、糖をエネルギーとして使えなくなってしまい非常に危険な「糖尿病性ケトアシドーシス」の状態なのに、SGLT2 阻害薬の効果で血糖は正常に近いという状況で、発見が遅れてしまうことが問題になっています。
さて、一体どれくらいのインスリン欠乏期間があるとケトアシドーシスを発症するのでしょうか？そのときの血糖値の推移はどうなっているんでしょうか？

2020 年のアメリカ糖尿病学会で発表された研究によると、SGLT2 阻害薬を内服中の 1 型糖尿病患者さんでは、体からインスリンがなくなってから 9 時間ほどでケトアシドーシスを発症しましたが、それにもかかわらず血糖値はずっと 150mg/dL 程度で推移していたことがわかりました。
一般的に糖尿病性ケトアシドーシスの時は血糖値が 300 ～ 400mg/dL くらいまで上昇すると言われていますから、血糖が正常でも、吐き気やひどい頭痛などの症状があれば要注意です。

結論

SGLT2 阻害薬内服中の 1 型糖尿病の方では、6 〜 8 時間程度のインスリン欠乏でケトアシドーシスの危険性があります。食べられない時も時効型インスリンは続けてください、というのはコレが理由です。結局、シックデイの対応が一番重要ですねー。

ワンポイントメッセージ

なお、2022 年 4 月から SGLT2 阻害薬内服中の 1 型糖尿病患者さんにおいて、血中ケトン体の自己測定が可能になりました。2022 年 8 月現在、FreeStyle リブレ、フリースタイルプレシジョンネオ ™ でのみケトン測定電極の使用が可能です。シックデイの時の体調管理として、主治医と相談してみてもよいかもしれませんね。

参考文献 : Diabetes 2020;69(Supplement_1):25-OR

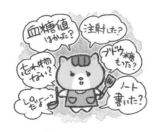

❶⓻ 低血糖を繰り返すと、どうなるの？

解説

「低血糖になったけど、いつも放っといたらよくなるから大丈夫だよ！」という
方はいませんか？
低血糖を繰り返すと、体が低血糖に鈍感になってしまい、低血糖症状を起こさ
ずいきなり意識を失ってしまうことがあります。これを「無自覚性低血糖」と
言います。軽度の低血糖（50mg/dL くらいまで）では、低血糖そのものが症
状を起こしているわけではなく、脳のエネルギーが足りなくなる前に血糖値を
何とか上げようと、アドレナリンなどのホルモンが放出された結果、起こる症
状です。これを「交感神経症状」と言います。たしかに緊張した時やストレス
がある時の症状に似ていますね。
低血糖を繰り返していると、この交感神経症状が出にくくなってしまいます。
予兆なしでいきなり意識を失うことは、非常に危険な状態ですよね。

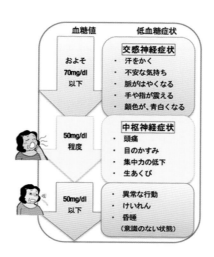

結論

低血糖症状は「意識を失う前の警告症状」です。インスリンを投与している場合は、低血糖が起こること自体は避けられません。しかし、起こった瞬間に対応すれば、無自覚性低血糖の予防が可能です。

ワンポイントメッセージ

以前、無自覚性低血糖による交通事故が相次ぎ問題となり、2013 年に道路交通法が改正されました。該当症状があっても申告しなかった場合は、免許停止などの処分に課される可能性があります。

ちなみに無自覚性低血糖がある場合でも、1 カ月ほど低血糖を起こさないようにすれば改善すると言われていますので、安心してくださいね。

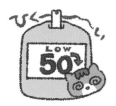

18 それって、もしかして夜間低血糖？奥深い低血糖症状

解説

「低血糖症状があればブドウ糖を飲む！」、は本書をご覧頂いている方にとっては
もはや常識ですよね。しかし、低血糖症状は起きている時にしかわかりません。
寝ながらブドウ糖を飲んだり補食をするのは無理ですよね。
睡眠中の低血糖は自覚症状があらわれにくいため、低血糖が放置され重症化す
る場合があります。

夜間低血糖の症状としては、以下のようなものがあります
・朝起きた時の頭痛
・よく悪夢で起きる (しかも冷汗をかいて)
・妙にイライラする
・朝食前の血糖値が非常に高い
・朝の血圧が高い

どれも、ここまでご説明した交感神経症状が関係しています。糖尿病薬（特に
スルホニル尿素薬、シュアポスト®（レパグリニド）などのグリニド薬、イン
スリンを使用中の方、肝臓や腎臓の機能が悪い方は、夜間低血糖のリスクが高
いため、特に注意が必要と感じます。
夜間低血糖があるかどうかは、FreeStyle リブレなどの持続血糖測定器を使え
ばわかるのですが、どうしても気になる方は悪夢などで夜中に起きた時（午前
２～４時くらい）の血糖測定も有効でしょう。

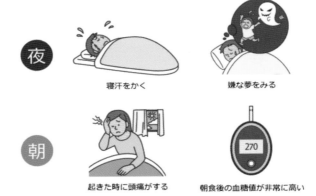

夜　寝汗をかく　　嫌な夢をみる

朝　起きた時に頭痛がする　　朝食後の血糖値が非常に高い

結論

朝起きた時に妙な症状が続く場合は、夜間低血糖かもしれないので主治医に相談してみるのが吉です。
実際、ずっと偏頭痛と思われていた方が実は夜間低血糖で、薬を調整したら嘘みたいに頭痛が良くなったという患者さんもいらっしゃいました。

ワンポイントメッセージ

特に運動した日や、飲酒をした日の夜は夜間低血糖が起きやすいです。なので普段よりインスリンの量を減らしたり、寝る前に脂肪を多く含むもの（牛乳コップ一杯など）を摂るとよいかもしれません。
頻繁にそういったことがある場合は、先に主治医と相談するのが吉。

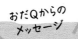

おだQからの
メッセージ

外来や服薬指導で「低血糖はないですか？」っていう質問はちょっと惜しいなと思う。そりゃ、あったら先に言うし、よくわからずに「ハイないです」って言う人も多いかな？と。
低血糖症状を具体的に、たとえば「冷や汗、ふるえ、動悸などはありましたか？」って具体的に尋ねるだけでも、結構違ってきます。
あと、何度も言うと低血糖症状を覚えてもらえます。

第4章　食事療法

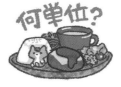

何単位?

⑲ 果物は食べたほうがいい

解説

「果物を食べすぎて血糖コントロールが悪化した！」そんな経験はありませんでしょうか。「今度から果物は食べないようにしましょうね」なんて言っちゃう医療スタッフもいたりしますが、糖尿病でも果物はある程度は食べたほうがよいこと、ご存知でしたか？

果物は、ある程度のブドウ糖は含んでいるため、食後に血糖スパイクを起こすことがあります。しかし、ビタミンやミネラル、食物繊維の補給源となることから「ガンや脳卒中、心筋梗塞の発症が予防できる」と言われており、果物の摂取は長期的にプラスになります。

また、糖尿病の方でも、一定量であれば、むしろ摂取が推奨されています。

1 日の具体的な摂取の目安としては 80kcal(食品交換表の 1 単位) ですが、おおむね手のひら 1 杯（だいたい 100 〜 200g 程度）といったところでしょうか。

<1 日の目安 >
みかん…2 個、バナナ…1 本、りんご…半分、柿…1 個、いちご…10 〜 15 粒

結論

糖尿病の方でも、1単位分の果物をとるのを習慣づけたほうがよいです。
もちろん、そこそこの量の糖質は含んでいますので、無限に食べてしまうとそりゃ血糖は上がってしまいますので注意。また、オレンジジュースやりんごジュースなどは果物ではなく普通にジュースと考えたほうがよいです。
何事も程度を守って、季節を楽しみましょうね。

ワンポイントメッセージ

ここで紹介した「食品交換表」は、見た目で大体のカロリー量を推定したり、栄養バランスを調整するためにとても役立ちます。食事療法の考え方の基礎になるものですので、管理栄養士による栄養指導では必ず使います。興味がある方は、ぜひ確認してみてくださいね。
なお、果物の摂取量に関しては、腎臓病などでカリウムの摂取制限がある場合はこの限りではありません。主治医や管理栄養士に相談してみてくださいね。

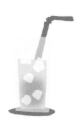

⑳ 基礎カーボカウント法のススメ

「基礎カーボカウント法」をご存じですか？
カーボカウントとは、炭水化物*（カーボ）の量を数える（カウント）ことです。
要するに、あなたが口にしているもの全部の糖質量を数えることです。

一般的に「カーボカウント」というと、食事の糖質量にあわせて超速効型インスリンを調整する、応用カーボカウント法のことを指します。

応用カーボカウント法は、確かにきめ細やかなコントロールが可能になりますが、その時の血糖値、インスリン１単位当たり何グラムの糖質を処理できるか（インスリン糖質比）、１単位当たりの血糖低下量はどれくらいか（インスリン効果値）、体の中にどれくらいのインスリンが残っているか（残存インスリン）のことを総合的に考えながらの調整が必要で、習得にかなりの労力が必要です。

「基礎カーボカウント法」は、応用カーボカウント法の考え方を単純化させたものです。これは、一歩進んだ食事療法として、２型糖尿病を中心に糖尿病の方全員にオススメできる方法です。もちろん、これから応用カーボカウント法をやってみたいという方も、まずは基礎カーボカウント法から勉強していくのがよいと思います。

*炭水化物は糖質と食物繊維のことを指しますが、実際はほぼ炭水化物＝糖質 と考えてよいです。

１日当たりのカーボ量をあらかじめ決めておき、１日の糖質摂取量を均等にする目的で使います。
ぼくの場合は、１日 20 ～ 25 カーボくらいだとうまくいきます。
ちなみに主食や間食のカーボは数えやすく、おかずは数えにくいです。「ハンバーグソース〇カーボ」などと書かれている本もありますが、職人芸です。無理です。なので、おかずは大体 2 カーボくらいで計算しておきます。

●カーボの計算方法

まずは主治医に 1 日のカロリー量を設定してもらいます。カロリー量は身長と身体活動量で設定します。例えば、

```
身長 150cm → 1 日当たり 1,300 ～ 1,600kcal
身長 160cm → 1 日当たり 1,500 ～ 1,800kcal
身長 170cm → 1 日当たり 1,700 ～ 2,000kcal
身長 180cm → 1 日当たり 1,900 ～ 2,200kcal
```

といった感じですが、デスクワークだったら少なめにしたり、力仕事だったら多めにするという感じで調整します。

カロリー量を決めたら、次は 1 日のカーボ量を決めましょう。大雑把に言えば、以下のようになります。

・1 日当たりのカーボ量の目安

```
1,400kcal/ 日⇨ 18 ～ 21 カーボ
1,600kcal/ 日⇨ 20 ～ 24 カーボ
1,800kcal/ 日⇨ 24 ～ 27 カーボ
2,000kcal/ 日⇨ 25 ～ 30 カーボ
```

例えばぼくが普通に過ごした場合、1,800kcal/ 日で体重をキープできます。カロリー量のうち糖質を 5 割とすると、1 日 900kcal を糖質でとればいいです。糖質 1g は 4kcal だから 225g、つまり 1 日 22 カーボくらいが目安ということになります。

●あとはカウントと答え合わせを繰り返す (慣れるまではコンビニで)

1 日のカーボ数を決めたら、あとは口に入れるもの全部のカーボ量をカウントしていきましょう。最初からデキる人はいないので、まずはジャンルごとに大体のカーボ量を確認してみましょう。

最初はコンビニがおすすめです。糖質量が全てに書いているのでカーボカウントに適しています。

例えば今日のぼくの昼食はおにぎり（3カーボ）、ワンタンスープ（2カーボ）、タルタルサラダ（0.5カーボ）、フルーツ（1.5カーボ）で、合計7カーボです。そんな感じで、普段からコンビニでカーボの足し算を意識すると、特に出先や出張での血糖コントロールがうまくいくようになります。

コンビニの食品は栄養成分表が必ず記載されていますし、全国にありますからね。慣れてきたら、スーパーやお弁当屋さんでも出来るようになります。

●間食をしたら、前後の食事から同じカーボ数を引き算する

間食をしたい時は、おやつのパッケージ裏を見てみましょう。ほとんどのパッケージには、糖質または炭水化物が書いてあります。例えば、1個当たり糖質20gのおやつの場合は、2カーボになります。2カーボのおやつを食べた場合、その後の食事から2カーボを引き算しましょう。はい、これで今日食べたおやつをうまく処理できました！

ぼくはだいたい朝食6カーボ、昼食8カーボ、夕食8カーボの配分でとることが多いんですが、おやつを食べた場合は夕食6カーボにします。

ぼくは糖尿病の方の間食は全く否定しませんが、「責任を持って」間食をすることが必要だと思います。

大事なことですけど、2型糖尿病だと間食をしてはいけないわけではないし、1型糖尿病でも際限なく間食していいわけではないんですね。どちらも自分が摂る栄養量を意識するクセをつけることが、血糖をコントロールするカギになると思います。逆に言うと、際限なく間食をして食事のカーボに上乗せし続けると、そりゃ太ってしまい血糖コントロールも悪くなります。

●カロリーメイト1カーボ

1本

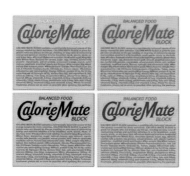 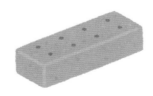

●ローソン、ブランのドーナツ

これは 1.3 カーボ、脂質があるのでカロリーは高め（289kcal）。 味は…モサモサしたパンといったところ。

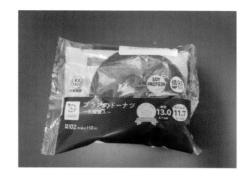

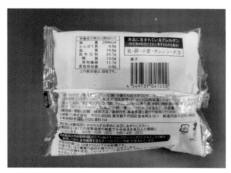

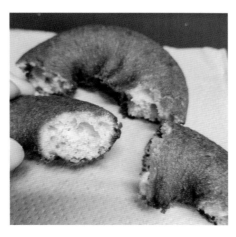

●フルーツ 1 カーボ
　バナナは 2/3 本
　キウイは 1 個
　リンゴは半分

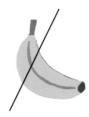 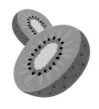 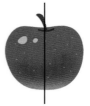

フルーツの摂取はだいたい 1 日 1 カーボぐらいがよいです（とりすぎ注意。ちなみに干し柿は小 3 個で 4 カーボになります）。

●一口チョコレート菓子 1 カーボ
2 個（種類や大きさによりますが、あくまでも目安です）。

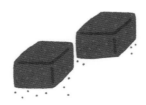

●無印良品のチョコドーナツ

糖質7.9g、カロリーは141kcal。なので0.79カーボ。味はどちらかというとショコラパンという感じ。ココアの風味がとてもよいし、ボソボソ感も少なくオススメ！ただし大きさは、たぶんあなたの想像の3分の1くらい（1個平均31g）。

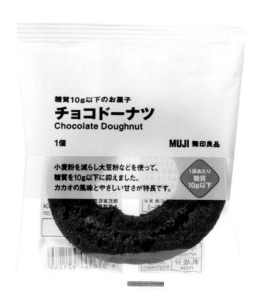

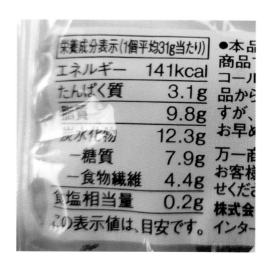

ここで紹介した方法は、あくまで触りの部分です。カーボカウントは、それだけで1冊の教科書ができるほど奥深いので、興味がある方はぜひ調べてみてください。応用カーボカウント法については「さらにかんたん！カーボカウント」や、メドトロニック社のサイトがわかりやすいです。

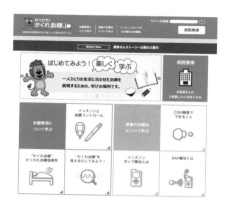

medtronic-dm.jp
かくれ血糖.jp 成人の患者さんへ
インスリンポンプ療法に関する様々な情報を提供しています。
参考：
・はじめてみよう！カーボカウント (Medtronic 社)
はじめてみよう！カーボカウント｜かくれ血糖.jp 〜糖尿病の血糖管理は点から線へ。いい明日が見えてくる〜 (medtronic-dm.jp)
・さらにかんたん！カーボカウント（クリニコ出版）

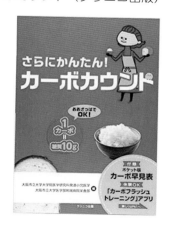

21 炭水化物オンリー菓子を食べる時は？

解説

おにぎりや菓子パン、おまんじゅうやお餅など。どれもおいしいですよね。
でも、これらはタンパク質や脂質をあまり含んでいない食べ物で、血糖の急な
上昇とその反動の低血糖の原因になるので注意が必要です。

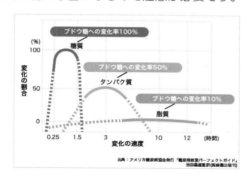

糖質、タンパク質、脂肪。それぞれ血糖値に影響する時間が違うのはご存知で
したか？
おにぎりや菓子パン、おまんじゅうやお餅など糖質の割合が高いものは、食べ
て 20 分〜 1 時間が血糖上昇のピークで、その後急に血糖値への影響がなくな
ります。
つまり、血糖値が急に上がったあと、遅れてインスリンの効果が出て、糖質の
血糖上昇効果も消えた結果、血糖値の急低下が起きるという感じになります。
この時の血糖値の推移は針山のように見えることから、「血糖スパイク」と言い
ます。急低下のあとに低血糖になってしまう方もいます。
血糖スパイクを繰り返すと、血管が固くなったりせまくなってしまう原因にな
るとも言われていますし、食後の眠気の原因になるとも言われています。
反対に、脂肪分が多いチョコレートやケーキなどはゆ〜〜っくり吸収されてい
きますので、食べた半日後くらいまで体に残り、血糖が上がり続けます。

結論

糖質の割合が多い食べ物は、血糖スパイクに気をつける。

予防するためには、吸収を遅くすることです。

・ゆっくり食べる（最低でも15分はかけて）

・食物繊維（サラダなど）を事前に食べておく

・インスリン注射から食べるまで一呼吸おく

というのが有効かもしれません。そもそも糖質単体で食べないで、タンパク質・脂質もバランスよく摂るように心がけてもよいかも。

ワンポイントメッセージ

インスリンを使っている方は、カーボカウントの単位数が合っていても、糖質の血糖上昇ピークとインスリンの効きのピークがうまくハマらなくなることがあります。

こういったことがよくある場合は、注射したあとの効き目が速い「ルムジェブ®」「フィアスプ®」などの新しい超速効型インスリンを試してみてもよいかもしれません。

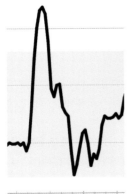

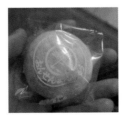

12:00 15:00 18:00 21:0(

図：筆者がおまんじゅう（写真右）を食べた時の実際の血糖推移
インスリンを注射した直後に食べたところ（矢印）、インスリンのピークとおまんじゅうの血糖上昇ピークがずれてしまい、急に血糖が上がった後に反動で急低下。この後しっかり低血糖になってしまった。おまんじゅうを30分かけて食べるようにしたら解決した。

㉒ 糖尿病の人が糖質制限をするとどうなる？

解説

「糖尿病と診断されたら、糖分を減らせばよいのでは？」という話題をよく見ます。単純明快な理論ですが、実は良い効果があるのかはまだはっきりしていません。良いという専門家もいますし、悪いという専門家もいます。

糖尿病の方における糖質制限食が有効かどうかの研究は、海外でもたくさんされています。

最近の研究報告を見ると、糖尿病に対する糖質制限治療は

①合併症のない肥満の2型糖尿病の方で

②比較的若め（30 ～ 40 代）の方に、

③エネルギー比 40% 程度の糖質量で

④短期間（4 ～ 8 週間程度）

であれば、選択肢の一つ「かもしれない」という感じになっています。

1 型およびインスリン分泌の低下している 2 型糖尿病の方、そもそも肥満ではない方に有効かは微妙なところです。

たしかに体重は落ちやすいし、インスリンの必要量が減って患者としてはキモチイイのですが、いわゆる「主食抜きおかず食い」は、油分 (飽和脂肪酸) や塩分の過剰摂取につながりやすく、体重や血糖値が良くなっても、血圧やコレステロール値が悪化し、逆に合併症の原因となりやすいからです。また SGLT2 阻害薬を内服している方は、ケトン体が蓄積しやすく危険なので絶対禁止です。

一般的な糖尿病の食事療法では、1 日当たりのカロリーのうち最低でも 5 ～ 6 割は炭水化物*として摂取してくださいと指導されます。具体的な献立を見ると、「こんなに白米を食べるんですか？」と言われることが多いです。白米イコール糖質、と思われがちなんですが、実は結構な量のタンパク質が入っているんですよね。糖質制限ダイエットをするなら、これと同等のタンパク質を摂取しな

いと筋肉量が落ちていくんです。ここらへんが米抜きダイエットの落とし穴です。例えば、1日300gの白米を食べてた人が思い立って突然断ったとすると、1日20g近くのタンパク質が減ることになる、って感じ。

*注：炭水化物は糖類と食物繊維のことですが、食物繊維はカロリーとして吸収されにくいので一般的には炭水化物＝糖質です

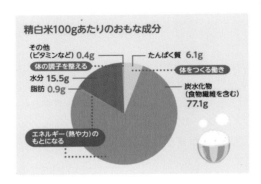

もちろん、主食を抜いた分のタンパク質を、ササミや豆腐など塩分も油分もなしで食べるならば、また違うかもしれません。

結論

糖尿病の方に対する糖質制限療法は、有効か害なのかは専門家でも意見が割れています。
合併症がない肥満の2型糖尿病の方には、短期間だけ有効な可能性があります。
現在のところ、長期間に及ぶ糖質制限食の影響は不明で、1型糖尿病やインスリン分泌低下型の2型糖尿病の方、SGLT2阻害薬を内服中の方にはあまり勧められません。

ワンポイントメッセージ

ちまたで流行っている「糖質制限指南書」は、カロリーや3大栄養素（炭水化物、タンパク質、脂質）に関してとてもわかりやすく書いているものも多く、糖尿病ではない健康な方を対象に書かれていることを理解して読むと役立つと思います。

❷❸ 1 型糖尿病のハネムーン期間、本当は拒食期間？

解説

新たに 1 型糖尿病を発症した方では、インスリンによる治療を始めてから半年から 1 年め辺りにかけて、インスリンの必要量がどんどん少なくなっていく期間があります。この現象はとても有名で、「ハネムーンピリオド（ハネムーン期）」と名前がついている程です。

糖尿病を発症したときは、血糖が大きく上昇します。上昇の程度は人によりますが、血糖値が 500 〜 1,000mg/dL 程度に上がって救急搬送され、判明することも良くあります。
血糖値が高すぎると、すい臓からインスリンが出にくくなったり、インスリンが出ていても効きにくくなったりします。これを「糖毒性」といいます。
それで、インスリン注射によって正常近くまで下げると、糖毒性が改善します。
同じインスリンの量でも、血糖値が高かった時より血糖値が下がりやすくなるのです。

ぼく自身、1 型糖尿病を発症した方を担当すると、(必要量は人それぞれですが、) インスリンが 1 日 40 〜 50 単位くらい必要だった方でも、その後数カ月でどんどんインスリンの必要数が下がっていき、場合によっては数単位しか必要なくなる方がいらっしゃいます。
その後、最終的に発症から 2 〜 3 年ぐらい経過してから、入院していた時と同じ〜やや多めくらいのインスリン量で安定するというパターンが多いです。
ここまでが医学書に記載されている一般的なハネムーン期間の説明になります。

ところが、ある日こんな患者さんを目にしました。

『1 型糖尿病と言われて入院して、退院してきた。
血糖値が上がるのが怖くて、ご飯を食べることができない。
いつものように食事をするのが怖い。
糖質制限をすると、インスリンも少なくて済むから、白米は全くとっていない』

どうやらこの方は、最近に 1 型糖尿病と診断されて、退院してすぐの方のようでした。
自分は専門家ではないですが、摂食障害、いわゆる拒食症に近い状況に見えました。

「ハネムーン期間は、血糖が上がるのが怖くて食事をとれなくなってしまう事が原因ではないのか？」ここでふと思いました。

さて、東京女子医科大学糖尿病センターでのアンケート調査の報告[*]によると、1 型糖尿病の方のうち13.5% に摂食障害 (いわゆる拒食症) が見られるようです。
この報告によると、特に女性や、完璧主義な方に発症しやすいとのことです。

ワンポイントメッセージ

退院後はなかなか慣れなかった食事とインスリンの調整も、次第に慣れてきて、安心して食事ができます。その期間がまさにハネムーン期間の終わりとされる発症 2 年あたりなのではないかな、と思ってしまいます。

参考文献

[*]塚原 佐知栄ほか：1 型糖尿病患者における摂食障害・食行動異常合併の頻度, 心理的背景および臨床像．糖尿病 52(1)：13-21, 2009.

第5章　シックデイ、日常生活

㉔ シックデイのハードルを下げよう〜あれもこれもプチシックデイ〜

解説

ぼくらは患者さんたちに「低血糖とシックデイには気をつけるようにしましょー」と年中指導しています。

シックデイとはなんでしょうか。
「シックデイ」とは、ひとことで言えば「具合が悪くて食事が食べられないとき」です。医師は、患者さんのふだんの元気な状態の生活を基準にして、糖尿病治療薬を調整しています。なので、体調が悪い時や、普段どおり食事がとれない時は、血糖コントロールがうまくいかなくなってしまいます。

「シックデイの時は、脱水症や低血糖に注意してくださいね。○○の薬は中止してくださいね」と多くの方が教わります。
が、具合が悪くても食事がモリモリとれる時もありますし、具合が悪くなくてもなんとなく食欲がない時もあります。どこからがシックデイで、どこからがシックデイではないのかは、患者本人はもちろん、医療者もわかっている人は少ないんじゃないかなと思います。

また、医療者側がシックデイの対応について指導していたつもりでも、実際には忘れちゃうことがほとんどです。何しろ具合が悪いんだから、そんなこと思い出す余裕もない。
外来でもらったシックデイについての紙はどこにあるのかもわからないし、入院したのはもう幾星霜という感じで覚えていない、というか、薬を飲み始めることになった時に大した説明を受けた覚えもない。
患者側としては、「わかんないからとりあえず飲む（打つ）か」ってなるのでは？と思います。

そこでぼくが提案したいのが、「シックデイ＝具合が悪いくて食事がとれない日」ではなく、もう「体が普段どおりじゃないとき」全部を指しても良いということ。それぐらいシックデイは「何となく」のイメージなのです。

例えば、夏バテで食欲がなくて麺類しか食べられない、仕事がもう繁忙期で食事すらとれない、台風や地震などで避難生活をしてる、女性ならば月経期間、あとは恋人にフラレて食事が食べたくない日、も全部がシックデイ…としてよいのではと思います。

そういった「軽めのシックデイ」の時に、つど自分で調べたり、かかりつけ医やスタッフに一つひとつ確認して対応に慣れておけば、例えば新型コロナウイルス感染症などの本当のシックデイ (?) にかかった時に上手に対応できるのではないでしょうか。

どうすればわからなければ、意外と主治医は相談に乗ってくれると思います。わからないことは電話などで問い合わせてもよいかもしれないです。

医療者側は指導するだけじゃなく、患者が気軽に質問できる環境づくりをすることも大切かもしれません。

結論

ふだんの生活スケジュールや体調がちがう日は全部プチシックデイの日として対応して、いつか来るガチシックデイの日に備えて練習しておくと吉。

また、聞いてもどうせ忘れるので、中止が必要な薬剤や、インスリンの調整法などは普段からちょくちょく主治医に確認を。

ワンポイントメッセージ

シックデイのときは、血糖が高めになるので気になるとは思いますが、どちらかというより低血糖に十分な注意を。またインスリンを使っている方は、いつか来る日のためにボーラスインスリンの補正投与法に慣れておくとよいと思います。

㉕ インスリン使用中の旅行～注意すべき 11 のポイント～

現在は新型コロナウイルス感染症の影響で、海外旅行や出張の機会は減っていますが、いずれは元通りになると思います。インスリンを使用してる方でも、海外旅行や飛行機の搭乗に制限は全くないことがほとんどですが、気を付けるポイントはあります。

●注意すべき 11 のポイント
①ロストバゲージの対策をしておく
②適切な機内食を選択する
③インスリンポンプは気圧差での気泡発生に注意
④必ずスペアのインスリンを用意しておく
⑤血糖測定器やインスリンポンプは手荷物検査時、X 線に通さないよう注意
⑥思いがけない出発便の遅れに注意
⑦旅行中はなるべく座る時間を短くして、こまめに運動を
⑧時差ボケに注意。シックデイと同様の対応を
⑨インスリンは適切な温度で保管する
⑩低血糖対応食を常備する
⑪気候の変化に注意する

以下、それぞれの項目を簡単に解説していきます。

①ロストバゲージの対策をしておく
「ロストバゲージ」、海外旅行を経験された方は聞いたことがある話だと思います。預けていたスーツケースが手元に届かず、行方不明になってしまう事態が起こることがあります。例えばインスリンや内服薬は一つにまとめず、分散させたり手荷物として持っていくのがよいでしょう。

日本ではあまり考えられないことですが、海外旅行において 1 〜 3%程度の頻度で発生しているようです。特に乗り換えが多い場合は要注意です。

②適切な機内食を選択する

ず─っと座りっぱなしなのに、バンバン出てくる機内食。
海外旅行の楽しみの一つでもありますよね。
事前に伝えておけば、機内食を糖尿病対応食に変更することができます。
JAL、ANA はもちろん、海外の多くの航空会社で糖尿病対応ミール (DBML) に変更することができます。糖尿病食といっても、低 GI 食に変更されていたり、単純に主食量が減ったり等、航空会社によって様々なようです。

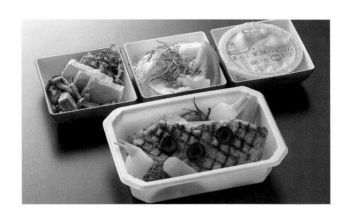

③インスリンポンプは気圧差での気泡発生に注意

インスリンポンプを使用中、山登りや飛行機などで気圧変化が生じると、同じインスリン速度でも血糖の挙動に変化が出るようです。気圧変化により気泡が発生する影響と考えられていますが、メドトロニック株式会社のホームページ (HP) でも注意喚起があります。

搭乗中はこまめな血糖測定と、気泡の除去の意識を持つことが必要です。

④必ずスペアのインスリンを用意しておく

特に海外旅行の際は、なるべくスーツケースに糖尿病治療薬を入れないよう注意することは重要ですが、ハンドバッグやバックパックなどの手荷物も盗難のリスクがあります。

世界的な観光地だと、スリや置き引きに遭遇するのは日常茶飯事です。旅行会社のアンケート調査によると、海外旅行では10人に1人が盗難の被害に遭っているようです。

インスリンや飲み薬をまとめて一つのカバンに入れていて、それが盗まれたら…考えたくないですね。

インスリンや内服薬は、できるだけ分散して保管しましょう。

なお、インスリンを紛失した場合は、国内であれば出先の病院やクリニックで処方を受けることができます。「お薬手帳」があれば、なおスムーズです。

海外の場合は、現地旅行代理店やカード会社に問い合わせ、近くの医療施設や薬局を紹介してもらった上で受診を考慮して下さい。

⑤血糖測定器やインスリンポンプは手荷物検査時、X線に通さないよう注意

インスリンポンプや自己血糖測定器は精密医療機器のため、放射線照射により影響を受ける可能性があります。また、FreeStyle リブレの説明書きに、放射線照射は避けるよう明言されています。

メドトロニック社のHPに「手荷物検査程度の放射線量であれば影響を受けることはない」との記載がありますが、保安検査場に申請すれば、念のため放射線照射を避けることが可能です。

例えば ANA のホームページではインスリンポンプやリブレ等について説明があります。

〈全日空の注意書き〉

インスリンポンプ・自己使用注射器（針）等を使用されているお客様 | Service & Info | ANA
【ANA公式サイト】飛行機で注射器・注射針を持ち込み、ご使用される際のご案内です。インスリン・エピペンなどの自己使用注射器（針）に関して、機内持ち込みの制限はなく、診断書は不要です...

www.ana.co.jp

www.ana.co.jp

（上記 HP より引用）
インスリンポンプおよび持続的血糖値測定装置（CGMs）、ならびにインシュリン注射・エピペンなどの自己注射器や、医師から処方された在宅自己注射薬剤を投与するために使用する自己使用注射等の、針については機内へお持ち込み、ご使用いただけます。事前申告や医師の診断書のご提示は必要ありません。なお、インスリンポンプおよび持続的血糖測定装置（CGMs）をお持ちの場合には、事前に機器のメーカー名、機種等を ANA おからだの不自由な方の相談デスクまでお知らせください。保安検査の際に自己注射、検査用医療機器もしくは自己注射器（針）であることをお知らせください。

なお海外の航空会社に登場する際、証明書が必要なことがあります。
インスリンポンプに付属しているカードや、糖尿病協会が発行している英文カードを主治医に記載してもらうのが有効でしょう。

⑥思いがけない出発便の遅れに注意
とくに国際便は平気で搭乗時間が遅れます。

ぼくの場合は 10 時間の出発遅れを経験したことがありますが、国内線の感覚でいると危険なことがあり、まれに日をまたいで遅延することもあります。

食事感覚や体調管理、薬剤や穿刺針の自己管理には十分な注意が必要です。

⑦旅行中はなるべく座る時間を短くして、こまめに運動を

海外便は 10 時間以上のフライトが必要になることがあります。

糖尿病の方は血栓症（エコノミークラス症候群）になりやすいと言われており、こまめな水分摂取・歩行が勧められます。

また、ツアー旅行では１日中乗り物で移動することがあったり、逆に１日中歩き通すこともよくあるので、事前に日程を把握して計画を立てておいた方が無難だと思います。

⑧時差ボケに注意。シックデイと同様の対応を

インスリンを使用している時は、特に時差に注意が必要です。

超速効型インスリンは通常通り食事ごとの投与で大丈夫です。ただ、時差で朝・昼・夕どの単位数を注射するかは主治医と相談した方が良いと思います。
個人的には、旅先で一番トラブルになるのは低血糖なので、旅行中に血糖値が高めなのは許容して、むしろいつもより少し少なめに投与してもらうようにお願いすることが多いです。

時効型インスリンは、いろいろな調整方法がありますが、一番やりやすいのは日本の時間に合わせて注射をする方法です。スマホなどで世界時計が簡単に確認できるので、日本時間が見られるように設定し、いつもと同じ時間に注射するだけです。
注射時間が夜中になってしまう場合は、１日１数時間ずつ時間をずらしながら微調整していきましょう。
なお混合型インスリン（ミックス製剤やライゾデグ®）は少し複雑なので、担当医に具体的に投与スケジュールを相談するのがベストです。

なお時差ボケで体調が悪かったり、食事がとれない時はシックデイと同様の対応を推奨します。

⑨インスリンは適切な温度で保管する

とくに暑い季節は要注意です。注射製剤はホルモン製剤なので、30℃以上の環境下に長くおくと変性・失活し、同じ量のインスリンでも効きにくくなってしまいます。

「あ、暑くて困ったな」と思った時は、インスリンポーチに保冷剤を入れたり、ひえひえのペットボトル飲料を購入して一緒のバッグに入れておきましょう。

また、インスリンはどちらかというというと熱より凍結に弱いので、凍結は避けましょう。海外のホテルでは品質の悪い冷蔵庫でたまに凍結することがあります。そのため、タオルに包んで保管するなどの対策が有効です。

インスリン専用の保温器具も色々とあるようなので、自分に合ったものを探すのもよいでしょう。

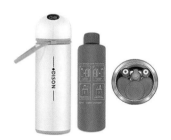

⑩低血糖対応食を常備する

旅行中は普段よりも運動量が増えます。

いつも通りのインスリン量でも、血糖が大きく低下することがあります。

低血糖予防に摂る菓子類などは現地調達も可能ですが、日本と違い海外では大袋が多く、小分けされたものは少ないです。また自動販売機も小銭しか使えなかったり、商品もお金も出てこなかったりなど、トラブルが多い印象です。

どなたも「慣れている低血糖対応食」があると思いますので、慣れてないうちはなるべく持参したほうがよいと思います。
ぼくがオススメするのは「ヨーグレット」、「ハイレモン」などのラムネ菓子です。個包装のビスケットなどもよいと思います。

こわれにくい、高気温でも溶けにくいお菓子類がよいと思います。

⑪気候の変化に注意する
世界にはいろいろな気候の国があります（熱帯、砂漠地帯、寒冷地帯など）。

特に日本と大きく異なる気候の国は要注意です。⑨のインスリンを適切な温度で保管するのはもちろんですが、例えば真冬でも 30℃を超える熱帯気候の地域（シンガポールなど）の場合、冬の気候に慣れた体では脱水症・熱中症のリスクが高くなります。反対に寒冷地方ではインスリンの凍結や足の凍傷に注意が必要です。

今はコロナで外出を控えるようになり、色々な国を自由に旅行できたこれまでの日常が恋しいですね。

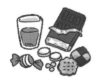

26 災害時にも役立つ日頃からの備え

解説

血糖コントロールで大事なのは、規則正しい生活習慣や運動習慣など、いわゆる「安定した生活」を続けることです。災害時はそれが崩され、血糖コントロールが悪くなりやすいです。その結果、シックデイや低血糖で具合が悪くなってしまいます。

2011 年の東日本大震災を受け、糖尿病の方がどう災害と対応すればよいか？というのは大きなトピックになりました。日本糖尿病学会が発表したアンケート調査によると、「治療を中断しないようにすること」、「水分をしっかり摂ること」、「お薬手帳を携帯すること」、「低血糖の対応」については、普段から医療者から情報提供されており、実際に対処できていた方が多いようでした。しかし「食べられない時にどうするか」、「シックデイの過ごし方」、「必要なものを備えておくこと」、「相談できる連絡先を控えておく」、「エコノミークラス症候群の対処や予防」などは事前に情報提供されていることは少なく、かつ実践できた方も少なかったようです。

災害は場所を選ばず昼夜を問わず起こるので、いつ起こっても良いようにあらかじめ備えておくのが吉ですね。通常の非常用セットに加えて、最低 2 週間程度のインスリンや薬剤のストックを主治医に相談して多めにもらっておきましょう。どうしても手持ちの薬剤がない場合のため、自宅近くの救急指定病院の所在地・連絡先を確認しておくと吉です。ちなみにぼくは東日本大震災当時は大学生でしたが、薬が不足したため救急病院で相談したところ、処方してもらえました。また、日本糖尿病協会のホームページから無料でパンフレットがダウンロードできるので是非ご活用ください。

ちなみにぼくは冷蔵庫の一角に 1 カ月分の内服と注射を入れてます。お家にいたら防災カバンに突っ込めばいいし、万一も家族に持ってきてもらえばおけ。

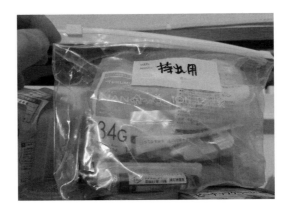

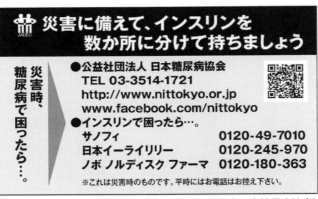

（提供：公益社団法人日本糖尿病協会）

ワンポイントメッセージ

東日本大震災時、糖尿病の方に『できたこと』と、『できなかったこと』を聞いたアンケートがありました。そこでは
- シックデイの過ごし方
- 非常時の備え
- 非常時の連絡先
- エコノミークラス症候群予防

…などが課題だったようです。

日本糖尿病協会 HP https://www.nittokyo.or.jp/ で公開されているパンフレット「災害時ハンドブック―災害を無事に乗り切るために―」が非常にわかりやすいので印刷して残しておくのがオススメです。インスリン使用中の方は、「インスリンが必要な糖尿病患者さんのための災害時サポートマニュアル」をご確認ください。

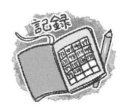

㉗ フットケアをはじめよう〜健康は足元から〜

世界において 30 秒に 1 本、糖尿病足壊疽が原因で足が切断されています。ほとんどの糖尿病足壊疽は、正しい予防法で回避が可能です。

国際糖尿病連盟の記事によると、世界中でなんと 30 秒に 1 本！糖尿病足壊疽の診断で足が切断されているようです（International Diabetes Federation - Diabetic Foot）。

日本における足切断手術は、1970 年頃まではケガや事故によるものが最多でしたが、現在は糖尿病足壊疽が原因として最多になりました。

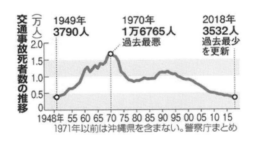

交通事故死者数は過去最少 3532 人、65 歳以上 55％：朝日新聞デジタル記事より

上記をみると、単純に交通事故の数が減ったことも一因と思いますが、糖尿病患者数が増加したことと、糖尿病自体が直接死因になりにくくなったことが一番の要因と考えます。

そのため、糖尿病足壊疽を発症する方は今後とも増加していくと考えられます。

糖尿病足壊疽は、ほとんどが予防可能

なんでフットケアが大事なのか？というと、

フットケアをすることで、糖尿病足壊疽のほとんどが予防可能だからです。

糖尿病足壊疽は、糖尿病の三大合併症である神経障害が原因ですが、それを予防するフットケアに関しては、意外と浸透していないように思います。

その原因としては

・時間が限られる糖尿病外来において、血糖コントロール等に意識が向いて足に関してはケアする時間がない
・（自分含め）内科医師は、皮膚科や形成外科的な知識を必要とするフットケアについて、十分知識を持ち合わせていない
・フットケアという概念自体、最近できはじめたものだから（日本では 2003 年にフットケア学会が発足されたばかりです）
などがあげられます。

今日からフットケアをはじめよう

そこで、「自分の足は自分で守る」ために、今日からフットケアを始めてみましょう。

自分も糖尿病患者のひとりとして、フットケアに関して勉強したことをまとめてみました。実際に毎日やっています。

大まかに分けると以下の 11 点になります（多い！）

①禁煙！絶対に禁煙！
②毎日、足を観察し、洗う
③洗った後は忘れず乾燥
④日頃からやけどに注意する
⑤裸足で生活するのをやめる
⑥タコやウオノメは自己判断で処置しない
⑦履く前に靴のなかみをチェック

⑧クリームでしっかりしっとり保湿
⑨足に合った靴下、靴を選ぶ
⑩爪の切り方の合言葉は「スクエアオフ」
⑪きずが出来たら早めの受診を

①禁煙！絶対に禁煙！
フットケアを行う上で、禁煙は最も大切な行動のひとつです。

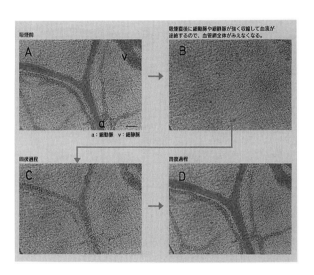

広島県禁煙支援ネットワーク 喫煙と循環器より引用

たばこには血管収縮作用や動脈硬化作用があります。
かんたんに言えば、たばこを吸うと血管が細くなります。

特に、足先の血管は細く、普通の状態でも足先の血行は悪くなりやすいです。
この状態で足先にケガをすると、傷が治りにくかったり、膿んだりしやすくな
ります。

たばこを吸うと、血流が悪くなり、糖尿病足壊疽の原因となります。

同様に、たばこを吸ってい方でも、受動喫煙の防止は重要です。

もし、ご家族などに喫煙者がいらっしゃる場合は、フットケアの一環として禁煙してもらうようにお願いするのもよいと思います。

②毎日、足を観察し、洗う

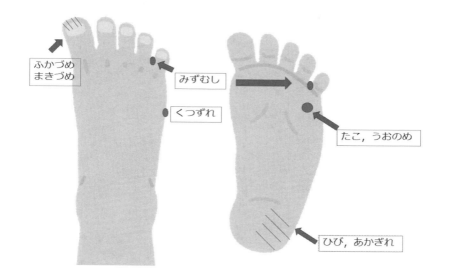

毎日、自分の足を観察するのもフットケアの一つです。

観察や、血行を良くする意味でも、できれば数日に1度はお風呂に入る習慣をつくるのがよいです。

とくに指の間は洗い残しがちですので、マッサージしながら指の間まで洗います。

足の指・アーチの手入れ

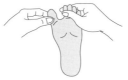

①隣同士の指をつまみ、前後に
　動かし、リラックスさせる

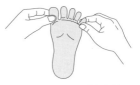

②母趾と小趾をつまみ、扇のように
　広げる

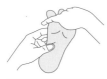

③手の指を1本1本足の指の
　間に入れ、指をそらせて
　足底筋を伸ばす

④両手の親指で土踏まずと
　湧泉（中央のくぼみ）を
　押す

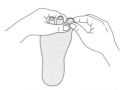

⑤両手の親指で足の指の爪を押し、
　刺激する

＜転倒・骨折予防、介護予防研修テキスト＞p.108 より

糖尿病足壊疽のほとんどは、足のちいさな傷（カイヨウ）が化膿して発症しますので、小さな傷や水虫も見逃さずにケアするとよいです。
自己処置しても、すぐに治らない傷が出現したら、早めに皮膚科などを受診するのがオススメです。ついでに普段のケアについても相談するとよいと思います。

自分の場合は、足の観察のためにお風呂場に手鏡を常備してます。

③洗った後は忘れず乾燥
入浴した後は、クリームなどでお肌の保湿をする前に！指の間まできれいにタオルでふき取りましょう。

ここで大事なのは、指の間は水虫防止のため乾燥させたままにすることです。

指の間はもともと湿度が高い場所なので、保湿剤を塗ると水虫になりやすくなります。

ぼくも学生時代に水虫を作ってしまったことがありましたが、保湿剤を指間部に塗っていたことが原因でした。

もちろん指の間以外は、ひび割れ防止のため、しっかり保湿を行いましょう。
円を描くように、マッサージしながら塗り込むとよいです。

④日頃からやけどに注意する

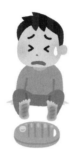

「振動を検知する感覚」、「温度を検知する感覚」は、神経を介して感じています。

長らく糖尿病と付き合っている方は、合併症の「神経障害」が原因で、気づかないうちに低温やけどを発症していることがあります。

湯たんぽ、電熱器、コタツは低温やけどの大きなリスクになりますので、使用しないほうが無難と思います。使用する場合は、しっかり温度を確認するのが重要です。
シャワーのお湯も、なるべく40度以下にあわせるようお話することが多いです。

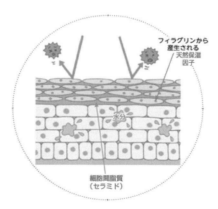

独立行政法人環境再生保全機構 HP より

皮膚は、ばい菌が体に入ってこないように、物理的なバリアの役割を果たしています。
やけどを作ると、その機能が失われて感染症を起こしてしまう、ということです。

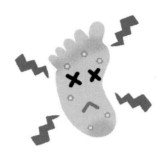

⑤裸足で生活するのをやめる

裸足はウオノメやタコを作ったり、角に小指をぶつけて単純にケガをするリスクがあります。靴下＋スリッパを履いて生活する癖をつけるとよいです。

靴下の選び方については、「形状」「編み生地」「サイズ」を意識します。

「形状」くるぶし以上の長さを
くつずれ防止のため、くるぶし以上の高さまで保護してくれる靴下がよいです。
↓のようなスニーカーソックスなどは、カカトやクルブシにくつずれを作りやすいので注意です。

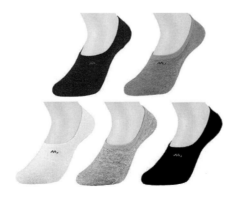

「編み生地の厚さ」普段履く靴にあわせて

毛糸やウールなど、編み生地が厚い(糸が太めの)靴下は、保湿力がありクッション性が高いので、皮膚が保護されやすいです。よって、通気性の高いスニーカーなどに適しています。

ナイロンなど、編み生地が薄い(糸が細い)靴下は通気性がよいです。よって、革靴など蒸れやすい靴の場合に有効です。

「靴下のサイズ」サイズの真ん中を意識

靴下のサイズ表記は 22 〜 24 とか 25 〜 27 等、幅がある記載になっています。この場合、真ん中のサイズが自分の足のサイズと近いようにするのが好ましいです。迷った場合は少し大きめにします。なるべく足に圧力をかけないような靴下が好ましいからです。

⑥タコやウオノメは自己判断で処置しない

ウオノメ（鶏眼）とタコ（胼胝）の違い｜住吉皮膚科ブログより引用

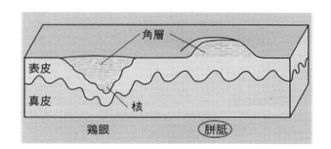

ウオノメ（鶏眼、けいがん）とタコ（胼胝、べんち）は、素人には一見、区別がつきません。ここでやっかいなのは、両者で処置の方法が異なることです。

タコはグラインダーとよばれる削り器で平たんにしますが、ウオノメでやると傷を作ってしまいます。ウオノメは芯を取り除く円形の器具で処置します。

誤った処置で傷を作ってしまうと、そこから化膿して感染症を起こすことがあるので、ウオノメやタコの処置に関しては、皮膚科への相談が無難です。

⑦履く前に靴のなかみをチェック

自分が小学生のときに、「靴の中に画びょうを入れる」という悪質なイタズラがありましたが、画びょうでなくとも小石や金属片などが混入しているかもしれません。

特にカカトを潰して靴を履いたり、クロックスなど隙間がある構造だと混入しやすいです。

履く前に靴のなかみをチェックして、異物を出しておきましょう。

⑧クリームでしっかりしっとり保湿

保湿クリームは、皮膚科や内科などで処方してもらってもよいですが、いずれもとして市販されていますので、簡単に試すことができます。

尿素軟膏（第三類医薬品。ケラチナミンコーワ®など）
ヘパリン類似物質（第二類医薬品。キルカミン®、ヒルドプレミアム®など）
サリチル酸ワセリン軟膏（第二類医薬品。エイフ®など）
などが保湿剤として適しています。

同じ成分でも、市販品はいろいろとありますが、配合されている清涼剤（メントール成分など）の違いくらいなので、気に入ったものを使用するのがよいです。
どの保湿剤がよいか迷ったら、主治医や皮膚科医師に相談すれば早いです。

また、塗るときは円を描くようにマッサージしながら塗っていきましょう。
血行がよくなります。

⑨足に合った靴下、靴を選ぶ

靴下については「⑤裸足で生活をするのをやめる」に記載しました。

外来診療においても、糖尿病の方から「どんな靴を選んだほうがよいのか？」というご質問をいただくので、こちらにも記載しておきます（インターネットに出回っている情報は余りにも個体差が大きいので、フットケアの成書なども参考にして記載しておきます）。

・靴ひも、マジックテープのある靴を選ぶ

「スリッポンタイプ」は、靴の中で足が前後に動きます。

親指の爪に負荷がかかり巻き爪の原因になるので不適です。

・先端部の横幅にゆとりのあるものを選ぶ

靴の先端部に余裕があるタイプがよいです。革靴やパンプスなどで、先が極端
に細くなっているものは変形の原因となります（下の画像を参照ください）。

またヒールが高すぎても、爪先に負荷がかかるため避けたほうがよいです。

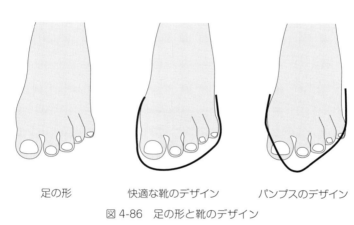

足の形　　　　　快適な靴のデザイン　　　パンプスのデザイン

図 4-86　足の形と靴のデザイン

2) 日本フットケア学会 . はじめよう！フットケア (2013) より引用

・買う前にこっそり曲げてみる

下の画像のように、指の付け根部分で折れる靴が良いです。

付け根ではなく真ん中部分で折れる靴は、体重をかけると歩きにくい形に変形
してしまうので、不適切です。

（※購入前に靴を傷めると店に迷惑になるので、軽く曲げるにとどめてください）

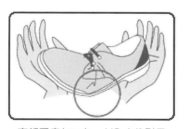

京都医療センター HP より引用

109

⑩爪の切り方の合言葉は「スクエアオフ」

爪の切り方で注意することは

・明るいところで切ること
・深爪をしないこと
・爪ヤスリでまるくすること
の3点です。

切り方は「スクエアオフ（角を落とした四角形）」が適切です。

仁誠会HPより引用。スクエアオフの方法。

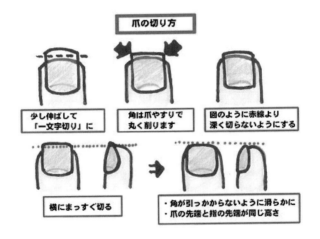

必ず、明るいところで爪を切ります。糖尿病網膜症がある方は、ハズキルーペ®など、眼鏡タイプの拡大鏡を使うと楽です。

で、爪切りはまっすぐ使います。ここで深爪にしないのは重要で、爪の先端と指の先端をあわせるのがコツです。

最後に、爪やすりで角を落とします。爪切りで切ると深爪になりやすいので注意です。

たまに、白い線が完全になくなるまで爪を切る方がいらっしゃいます。見た目はきれいですが、深爪で化膿の原因となるためオススメできません。

⑪きずができたら早めの受診を

ここまでご紹介したフットケアを行っていても、きずができてしまった場合はなるべく早く治すように注意が必要です。

特に、

・熱を帯びて痛い、赤くなっている
・タコやウオノメの奥の部分が痛い
・やけどを作ってしまった
・きずが1週間以上治らない
場合は、早めの受診が必要です。

長い間、足の感染症を放っておくと、骨の中まで感染が進行することがあります。これを骨髄炎（こつずいえん）と言いますが、皮膚の表面は大したことがなく見え、タチが悪いです。

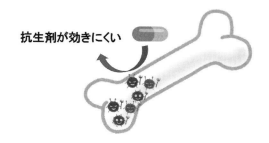

抗生剤が効きにくい

糖尿病の方が足の骨髄炎になってしまうと、抗生剤がなかなか効かないため、多くの場合で切断手術が必要になってしまいます。

感染が骨に達してしまう前に、早期治療を心がけましょう。

残念ながら、現状「フットケア外来」がある病院は少ないです。フットケアについて勉強をして『自分の足は自分で守りましょう。』！

参考文献

1) Boulton AJM, et al：The global burden of diabetic foot disease. Lancet. 2005 Nov 12；366(9498)：1719-24.
2) 日本フットケア学会 編：はじめよう！フットケア第3版.日本看護協会出版会,東京 (2013)
3) 高山かおる 編：足育学 外来でみるフットケア・フットヘルスウェア.全日本病院出版会,東京 (2019)

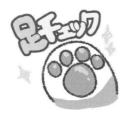

コラム 紹介状を発行された際は、どうしたらいいの？

解説

紹介状 (正確には診療情報提供書) を発行されたら、どんなことが書いてあるか内容が気になりますよね。でも、絶対に開封せずに紹介先へそのまま渡してください。『自分の病状に関することなので、開けても良いのでは？』と考える方もいますが、紹介状は『病院間でやりとりする書類』なので、他の人の宛名の手紙を勝手に開けるようなものです。

基本的には開封後は無効になってしまいますし、「信書開封罪」という刑法に該当する場合があるようです。これは病状や検査結果に関して、『改ざん、差し替えされた可能性がある』という理由からです。

例えば医療保険の関係で都合の悪いところを消したり、意図的に検査記録を削除したり、記載内容をめぐってトラブルになったり (実際すべて遭遇した！)。

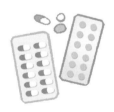

おわりに〜大切なおはなし〜

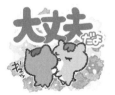

㉘ 「スティグマ」という言葉をご存知ですか？

スティグマとは「差別」、「偏見」という意味のことばで、主に病気や障害を持つ人々への不当な評価や扱いに対して使われています。糖尿病では特に1型の方や女性、インスリンを使用中の方がスティグマを多く感じており、糖尿病治療における、今後の大きな課題とされています。

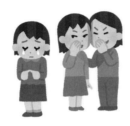

これまで糖尿病の病態や治療法について、多くの研究がなされ、実際に糖尿病治療は大きく進化を遂げています。しかしながら、糖尿病患者への、世間の理解は十分とは言えず、病気であることを隠したり、実際に差別を受け、嫌な思いをすることが珍しくありません。

さて、実際にどれくらいの方が差別を受けていると感じたのでしょうか？
1型および2型糖尿病の方5,422名を対象に行ったアンケート調査によると、1型糖尿病の方の76%が、2型糖尿病の方の52%が何らかの差別を感じていると回答したそうです。また、肥満を合併していたり、血糖コントロールがうまくいっていないと、その割合はさらに上昇するようです。

28

「スティグマ」という言葉をご存知ですか？

ぼくは10歳の頃から糖尿病を発症していましたが、当時はこのスティグマという言葉はなく、「糖尿病＝成人病、生活習慣病」と言われていました。今でも友達にからかわれたり、医療保険に入れなかったりといった、悲しい思い出が蘇ります。

今後はそんな思いする方がなるべく少なくなるように、自分も発信する側として貢献したいです。

参考文献

Liu NF, et al : Stigma in People With Type1 or Type2 Diabetes. Clinical diabetes. 2017 Jan ; 35(1) : 27-34.

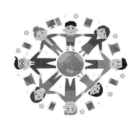

㉙ 「スティグマ」についてもう少し

●治療が生活や家計の圧迫になる

糖尿病の治療には多大な労力やお金がかかります。また、残念ながら合併症が起こってしまった場合には、さらに大きなものになってしまいます。

ぼく自身の経験でも、通院のために月1回仕事や学校を休まなければならない時点でけっこう大変でした。たとえば学生のときは、同じ曜日の授業を月1回休まなければならなかったので、出席率75%となってしまい、かなりギリギリで危なかった記憶があります。

また、有給も年12回（半日でも年6日）をコンスタントに消費してしまうのは負担になります。通院状況や職場の状況によっては、仕事を辞めざるをえない方も多いでしょう。

現在の医療技術では、基本的に糖尿病は不治の病であり、一生の継続が必要と言われています。ですが、小児慢性特定疾患治療研究事業（通称，小慢）は18歳未満あるいは20歳までの継続治療で打ち切られてしまい、以降は死ぬまで治療費を払い続けなければいけません。親元を離れる時期とも重なってしまうことから、この時期に治療困難となってしまう患者さんは多く、非常に問題となっています。

糖尿病ネットワークの報告*によると、糖尿病患者さん一人あたり負担する医療費は月平均 6,000 円で、インスリンや血糖測定機器を使用している方では 20,000 円を超えてしまうこともざらにあるようです。

たとえば筆者は執筆時点で 22 年間の治療を受けていますが、すでに数百万円単位の治療費を要しています。

* https://dm-net.co.jp/seido/02/

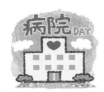

●保険の契約ができない（入れるとしても高い）

糖尿病患者さんは、基本的に、医療に関係するあらゆる保険に入れないのが現状です。

保険を扱っている会社も商売でやっていますから、健康障害のリスクが高い糖尿病の方は基本的にはお断りされてしまいます。

たとえば、入院や手術に備える医療保険に限らず、がん保険や、病気などが原因で働けなくなった時に備える収入保険、住宅ローンの申込みの際に必要な団体信用生命保険などは、緩和型タイプ以外はほぼ入れないのが現実です。緩和型なら入れる、といっても、通常の2～3倍くらいの保険金になってしまうこともザラにあります。

とくにインスリン注射を受けていたり、病気になってからの期間が長いと、保険の加入に不利になってしまいます。小児発症が多く、かつ投薬治療の終了が難しい1型糖尿病や遺伝型糖尿病は非常に人生における制約が大きく問題になっています。

スティグマを問題視する日本糖尿病学会が斡旋する医療保険や収入保険に、糖尿病患者は一つも入ることができなかったのは衝撃的でした。

●個人的に思う解決法や対策

・血糖のコントロールはできるだけしっかり

合併症が起きてしまうと、当然治療のための時間やお金がかかりますし、仕事もできなくなってしまいます。すでに合併症があっても遅くないです。これ以上悪くしないようにコントロールを。

・通院は可能な限り続けよう

「忙しいから」、「お金がないから」と通院を突然やめてしまうと、治療を1からやり直す必要があったり、合併症が起きてしまい逆にマイナスです。

通院の時間がないので通院を最小限にしたい、金銭面に不安があるからなるべく安価な薬に調整してほしい、等の相談は全然恥ずかしいことではありません。思い切って相談してもいいと思います。

・人生設計は人一倍しっかりと

医療保険や住宅ローンへ有利に入れないのなら、人一倍しっかりと人生設計をすれば良いと思うんです。なるべく貯金はしておく、無理な人生設計はしない、仕事よりも自分の体を優先する。とくに、お互い協力できる家族や友人との繋がりはとても大事だと思います。

㉚ 糖尿病のカミングアウトとアウティングについて思うこと

あなたは周りの人に、自分の病気のことを伝えていますか？

先日、たまたま1型糖尿病の患者さんと、自分が糖尿病であることを周りに伝えているかどうか？の話題になりました。お互い、「自分からカミングアウトをすること自体は抵抗ないけど、他の人にぼくが糖尿病だよってことを勝手に喋られるのはちょっといやだなー」と思っていたことを話しました。

例えば、ぼくの病気のことを知っている医療スタッフが、同じく糖尿病で悩んでいる患者さんに向けて（励まそうとして）、「先生も糖尿病なんだよ」って言っちゃう状況です。
これは、実は、「アウティング」という問題行為なのをご存知でしたか？

カミングアウトとアウティングの違いは何でしょうか？
カミングアウトとは、本人（この場合は糖尿病のぼく）が周りに暴露する行動、アウティングとは、本人の了解を得ずに、他の人が秘密を言いふらす行動のことです。この「アウティング」という言葉、もともとはLGBTQの方の状況をとりまく言葉で使われることが多いようです。

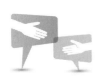

カミングアウトは、いい影響も悪い影響もあります。

自分の病気を周りの人にカミングアウトすると、いい影響を与えることがあります。

具体的には、

・隠し事をせず正面から伝えることで、病気を受け入れる自己肯定感につながる

・隠れてインスリンを注射しなくてもよくなる

・シックデイや低血糖で体調が悪い場合、助けてもらえる

・糖尿病の正しい情報を周りに知ってもらうことができる（間違った理解をしていたと気づいてもらえることがある）

　　などがあげられます。

どのタイプの糖尿病も、発症してから永く付き合わなければいけないので、周りの協力があれば当然コントロールもしやすくなります。また、「インスリンを毎回隠れて注射していたけど、周りに話してからは気が楽になった」という声もありました。

一方で、カミングアウトには悪い影響もあります。

・糖尿病であることで受ける差別や偏見

・保険やローンが組めない。糖尿病であることが原因で仕事に影響が出る

・勝手にアウティングされて変な噂が立つ

これらはスティグマと呼ばれ、大きな問題になっています。ぼく自身としては昔に比べて多少マシとは感じますが、依然として糖尿病に対する世間の風当たりは強いです（いまだに糖尿病は贅沢病と誤解されるときもあります）。

ぼくはアウティングに関するこんな経験があります。

病院の食堂でごはんを食べていたら、たまたま通りがかった患者さんの方から「センセイは糖尿病って聞きましたよー。ごはんとか減らさなくて大丈夫なんですか？」と言われ、

あれ…？
ぼくこの方に糖尿病のこと言ったっけ？？

あとで聞いてみたら、外来の看護師さんから聞いたみたいです。

せっかく勇気を出して「この人には話せる！」と思って話したことが、気づいた時には皆に広まっちゃうと、いやになっちゃいますよね。

糖尿病の身としては、確かに周りに知ってもらいたい時もあるんですが、それで過干渉されたり、ありもしないことを言われるのもちょっといやなのです。
糖尿病の方を支援する側も、それが個人情報ということを意識しながら、お互いを尊重していくべきだと思います。

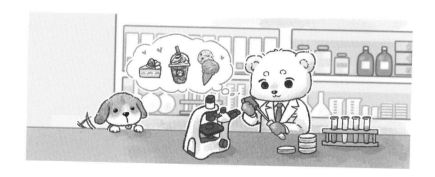

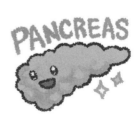

索 引
INDEX

≪和文≫

≪欧文≫

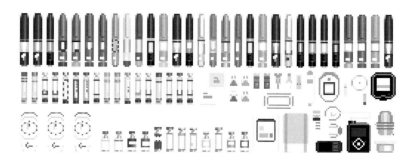

著者紹介

田中　慧（おだQ）：医師、糖尿病専門医。10歳時に糖尿病を発症。2型糖尿病と診断されて治療を受けていたが、のちに遺伝子診断を受けMODY3（家族性若年糖尿病）と診断を受ける。診断をきっかけに医師を志し、SNSアカウントおだQ @OdaQ_DM で糖尿病に関する情報の発信を始めた。現在は専門医として糖尿病診療のかたわら、大学院生として次世代シーケンサーを用いたMODY遺伝子解析に関する研究、遺伝解析や臨床遺伝専門医取得に向けトレーニング中。
Twitter: @OdaQ_DM ブログ:糖尿病医の糖尿病日記 https://odaqdm.com/

Special Thanks
イラスト：かぽ

糖尿病医のとうにょうびょう日記
ゆるゆる楽しい糖尿病ライフのための
教科書に載ってない30のこと

定価3,080円（本体2,800円＋税10％）

2022年11月10日　　初版発行

著　　　者　田中　慧：おだQ
発 行 者　河田　昭公
発 行 所　合同会社 クリニコ出版
〒101-0051 東京都千代田区神田神保町2丁目14番地
朝日神保町プラザ
Tel：03-5357-1133
Fax：03-5357-1155
https://www.clinica-pub.com/
印　　　刷　シナノ書籍印刷株式会社
制　　　作　KSt

ⓒ2022 Clinica Publishers, LLC, Printed in Japan
ISBN978-4-910396-26-2 C3047 ￥2800E